「脳にいいこと」すべて試して1冊にまとめてみた

スイス在住 医師
平井麻依子

サンマーク出版

がわかるチェックリスト ☑

次の項目の中に、当てはまるものがいくつあるかチェックしてください。

□ 仕事や勉強、家事など、やらなければいけないことをするのに**以前よりも時間がかかる**

□ 以前と比べ**集中力が長続きしない**と感じる

□ 暗証番号やパスワードなど、**覚えているはずのものを思い出せない**ことがある

□ **忘れ物や細かいミス**が増えた

あなたの「脳のコンディション」

□ 小さなことでイライラする、もしくは**イライラが長引く**

□ 身だしなみを整えるのが面倒で、外出の予定がなければ、**日中部屋着を着ていることが多い**

□ 週末や長期休暇の予定を考えても**あまりワクワクしない**

□ 食堂やレストランの**メニューを読んだり、選んだりすることが面倒**で、いつも同じものを頼んでしまいがち

□ 人に何かを**説明することが面倒くさく感じる**ことがある

□ **眠りにつくのに30分以上かかる、**もしくは、十分に寝たのに朝起きても疲労感がある

チェックした項目が……

0個　：いまのところ、注意すべき脳のコンディションの低下はありません。

1or2個：脳のコンディションの低下のサインが見られます。
深刻化する前に早めの対策を。

3個以上：脳のコンディション低下のサインが鳴り響いています。
せっかくのあなたの能力や実力が、十分に発揮できていない可能性が高いです。

いかがでしたか？　いま0個の人もちょっとしたタイミングでコンディションが低下することがあります。ただし、複数ある人もあきらめなくて大丈夫。
これから、**医師である私が〝実験台〟になって脳にいいことを実践したすべてをこの1冊でお伝えしていきます。**ぜひ参考にしてください。

プロローグ

36歳の医師が脳腫瘍になってわかった「脳の働き」

イライラ、疲れ、上手くいかない……すべて脳のコンディションのせいだった

「最近、イライラすることが増えた」
「なんとなく、昔に比べ仕事の処理能力が落ちた」
「なんとなく毎日楽しくない」

こんなふうに悩んでいませんか？　それは……、

あなたを怒らせる人のせいでも、
仕事のやり方に問題があるせいでも、
あなたが落ち込んでいるせいでも、ないかもしれません。

ただ、「脳のコンディションが悪い」ということ。

この本では、脳のコンディションを整えることで、日々の幸福感を得、よりよい人生を過ごすための方法をお伝えします。

その方法とは、**世界のさまざまな脳科学の論文からセレクトし、私が実践して効果があったものです。**

この本を読むことで、脳のコンディションを整え、あなたの脳を一番よい状態に保つことができるようになります。

- **必要以上にイライラを感じることもなくなる**
- **しっかり寝たのに、徹夜明けのように動かない頭で出社することもなくなる**

そして何より……。

●毎日が少し楽しくなる！

その方法を、この本ではお伝えします。

ある日突然、30代・体力自信ありの私を襲った異変

申し遅れました。

私は現在、**スイスで、医療分野のイノベーションを専門に活動している医師**です。製薬会社や医療機器メーカーの新しい製品の開発支援をしています。

また、**ヨーロッパ最大の脳腫瘍に関わる非営利機関での活動**もしています。そこでは、ヨーロッパの脳腫瘍に関する研究への助成金を出すかどうかの判断をしたり、政

府と脳腫瘍に関する政策提言を行ったり、脳腫瘍への理解が進むように著名人やメディアを巻き込みながらキャンペーンを行ったりしています。

なぜ、イノベーションを専門にする医師が脳のコンディションについて語っているのか、と思うかもしれません。

それは、1年前の出来事にさかのぼります。


学生時代、運動部で鍛えた体力には自信がありました。

健康診断も毎年優良。

そんな私がイギリス出張中のことです。

一緒にいた同僚から、**「目が動いていない」**と指摘があったのです。

鏡を見るとたしかに変です。

片方の黒目が上の端に行ってしまっていて、どこを見ても動かないのです。

そういえば、朝から頭が痛いし、ぼーっとする……。


私の中で危険アラートが大音量で鳴り響きました。

急性発症の脳神経症状といえば、脳梗塞や脳出血などの脳血管障害を疑います。

これらは、発症から治療までの時間が後遺症の程度を決めます。

同僚に指摘された時点で、すでに2時間程度が経過していた可能性が高かったので、急いで救急車を呼びました。しかし、来るまで30分程度かかるといいます。

そこで、目の前にいたタクシーに急いで飛び乗り病院に向かいました。


タクシー内で病院に電話。

「脳血管障害の可能性が高い」「頭痛も半端ない」「眼球も動いていない」「吐き気もする」「すでに発症から2時間程度経《た》っている可能性が高い」など事情を説明する私。

それを聞くタクシーの運転手は、完全に『ミッション：インポッシブル』もしくは『007』の登場人物のよう。

「I won't let you die（あなたを死なせないぜ）」

と、必死に車を飛ばしてくれました。その運転してくださった人の顔はいまでも覚えています。

病院に着くと脳血管障害の疑いのためすぐにCT。そして待機ベッドに横たわり待ちました。

CTの結果はすぐに出ます。脳血管障害であれば、すぐに処置が始まります。

しかし、待てど暮らせど誰も来ない。

看護師に聞いても、「もう少し待って」のみ。

「これは脳血管障害ではなかったのだろうな、じゃあ、なんだろう？」

そう思いはじめた深夜2時ごろ、医師に呼ばれました。

「脳血管障害ではないが、脳に影がある。腫瘍の可能性が高く、現時点では悪性か良性かの判断がつきにくい。このまま入院して検査をしましょう」と告げられました。

数週間の入院の中で、数多くの検査を繰り返しました。

ひょっとしたらみなさんは、病気の診断はシャーロック・ホームズがズバリと真実を告げるように、一発で答えに辿《たど》り着くというイメージをもっているかもしれません。

しかし多くの場合、実情は違います。

考えられる診断をリストアップし、検査をし、治療をして効果を見ながら、どんど

んそのリストを上から潰していくイメージです。

「年齢的にも罹患《りかん》率的にも、可能性の高そうな病気から治療をしてみたけれど効果がない。ステロイドにも反応がないから、自己免疫疾患とは違うな」というように、どんどん絞っていきました。

そして、最後に残ったのが脳腫瘍でした。

医学的に考えて、この年齢で脳腫瘍を患うことは稀《まれ》。

私のように、急な眼科症状が出ることはさらに稀です。

担当していた医師も、初めは**「同様の症例はいままでに世界でも5例くらいしかないから、まさかそれではないと思う」**と言っていました。

ですから、リストにはずっと残ってはいるものの、私も統計的にほぼあり得ないに等しいと思っていたのです。

入院して2週間くらいが経ったある日。

病院のベランダでコーヒーを飲んでいると、医師が深刻な顔でやってきました。

その顔を見たときに、「ああ、よくないな」と直感しました。

私も、告げる側になったことがあります。

独特の緊張感というのは嫌でも伝わってきます。

医師は、「脳腫瘍であること」「場所的に手術がかなり難しいこと」「できる治療は限られること」「治療が上手《うま》くいけば元通りになる可能性が高いが、いまの時点ではなんともいえないこと」……などを話しました。

世界に5人くらいしかいない脳腫瘍になって

「まさか自分が？　脳腫瘍？　……しかも30代で？」


MRI画像に映る影を見ながら、思わずつぶやきました。

その後、スイス、アメリカ、日本のネットワークに連絡し、セカンドオピニオンを取り、スイスの病院に転院。アメリカと日本の医師にも相談をしながら、放射線治療、薬物治療などが始まりました。

思い返してみれば、**3か月ほど前から頭痛や目の見えにくさ、まぶたの重さはありました。**

ただ、一日12時間以上働いていた日常において、「疲れているからかな」「仕事のしすぎかな」と考え、深刻にとらえていなかったというのが正直なところです。

この診断により、いままでの「24時間戦えます」という仕事中心の毎日は一変。

私の生活は、急に「こっち（医師）側」から「あっち（患者）側」になり、毎日を病院のベッドで過ごすこととなりました。

治療は成功！
後遺症なんて気のせいだ……

幸いにも治療に辿り着け、経過も悪くはなく、さあ仕事に復帰するぞと意気揚々と退院。しかし、術後に待っていたのは……。

「え？　これ私？」

そう思わずにはいられない、**気分障害、集中力低下、頭痛などの術後後遺症でした。**

最近では、脳腫瘍を経験した著名人がメディアに出ているので、ご存じの人も増えているでしょう。

脳の手術をすると、何かしらの後遺症が出ることが多いのです。

外科手術にしろ、放射線治療にしろ、化学療法にしろ、脳にトンデモない刺激を与えます。ですから、後遺症が出るのは当たり前といえば当たり前のことです。

私も医師です。そのことはもちろん知っていましたし、覚悟はしていました。

ところが、いざ後遺症が出てみるとショックを隠せませんでした。

少しのことで疲れる、落ち込む、イライラする、それまでのように朝から晩まで集中して仕事ができない、言葉が出てこない、そして終わりの見えない頭痛……。

明らかに術前と異なる自分の脳。

さらに、それまで医師として高齢の患者を診《み》ていたときとはレベルの違う後遺症の出方に戸惑い、途方にくれました。

たとえば、脳梗塞・脳卒中含め脳の手術をした後に起こる「**易疲労感**《いひろうかん》」というものがあります。

これはほとんどの患者に、レベルの違いはあれ現れます。

易疲労感という漢字から、「ちょっと疲れやすいのかな」と思うかもしれません。

実際に、脳疾患の患者の一番厚い層である70歳以上では、気がつかない人も多いです。ただ、若い患者だと症状が出やすい（気がつきやすい）のです。

スマートフォンの1スクロールで疲労困憊に

私の場合、退院してすぐのころはスマートフォンでメールを1スクロール読むというだけで、疲れるどころではない状態に。

次をスクロールしようとすると、「これをスクロールしなくてはいけないのなら、もう次の人生の瞬間は来なくていい」と思うほど疲れていました。

また、シャワーを浴びている最中に立っていられなくなり、シャワールームの床に座ったまま、1時間くらいお湯を浴び続けていました。

まったくもって「ちょっと疲れやすいのかな」のレベルではないのです。

もうシャワーを浴びるだけで、初めてマラソンを走ったときのような疲労感です。


集中力の低下にも困りました。

もともと、集中力は深さも持久力もある方でしたが、特に持久力がなくなりました。

術後3か月くらい経っても、**15分ほど本を読むことなども難しく、途中からスマートフォンをいじったり、何かを食べたりしたい衝動にかられました。**

また、夕方5時くらいには脳の持久力の限界を迎えて、寝る、ぼーっとする以外の何もできなくなりました。家族との会話や、テレビを見ることも難しかったのです。

こういった症状は、脳に対して手術や放射線治療、化学療法を行った患者によく見られる典型的な副作用。

ある程度は、覚悟していましたが、予想以上に日常生活へのインパクトが大きかったのです。

また医療従事者の協力も得にくく、そして自分自身でもいつまでに副作用症状がよくなるのかわからない状況が続きました。

ほぼ行われていない後遺症研究に立ち向かう！

誤解を恐れずにいうと、残念ながら術後後遺症というのは、医師が好んで話す分野ではありません。また、特に命に危険のあるような後遺症でない場合、そこまで真剣に耳を傾けてもらえないこともめずらしくはありません。

手術という大仕事を終えた医師にとって副作用コントロールは、その後のあまり〝映えない地味な作業〟です。現状の医療制度において、副作用コントロールは医師や病院にとってその報酬が上手く設計されていない国が多いのも事実。

医師の善意に依存してしまっている分野でもあります。

副作用の話をすると、「医師に嫌がられるのでは」と思い、あえて話をしない患者も少なくありません。

実際、ある患者さんが医師から、「手術は成功したので」「腫瘍は取れているのですから我々としてはできることはありません」「気のせいじゃないですか」と、突っぱねられてしまったという話も聞いたことがあります。

そんな分野ですから、研究もとても限定的です。

そこで私は、入院中にいろいろな論文、ネット情報、患者会情報などにアクセスしましたが、情報は断片的。

しかし、へこたれてはいられません！

自分の仕事復帰がかかっています。

自身の医学知識、経験そしてネットワークを総動員して、「バージョンアップした自分になっての仕事復帰」という目標に邁進《まいしん》することを決意。

断片的な情報を読み漁《あさ》り、つなぎ合わせ、**同様の治療を行ったドイツ、イギリス、アメリカ、そしてスイスの専門医や患者と話す日々が始まりました。**

具体的には、少しでも似ている病気の論文を読み、著者にコンタクトし、自分の症例を説明し、情報交換を求めました。

不幸中の幸いというべきなのかはわかりません。私の症例はとても稀だったので、興味をもってくれる医療従事者や研究者は多くいました。

また、医師かつ患者として症状発症時から、かなり細かく「臨床症状のノート」を取っていたので、それに興味をもってくださる人も多かったのです。

自分が最高の〝モルモット〟！
エビデンスの実践開始

論文、患者インタビュー、医師との会話を通してわかったこと。

それは、「ストレスを取り除くこと」、そして「脳のコンディションを整えること」の重要性です。

そこで、そのための方法をリストアップ。

「脳のコンディションを整える」という100個ほどのエビデンスを集めました。

そのリストをもとに、1年間、自分の身体《からだ》を実験台に！

日々それらの取り組みを実践しました。

ひとつずつの取り組みについて、実行のしやすさや効果を記録し、科学的に効果を判定していきました。

そうして、この1年間の実験を経て私は、**「運動」「マインド」「生活習慣」「栄養」の分野において、脳によい生活を構築していきました。**

そして、「集中できる」「気分を安定させることができる」「疲れない」という脳のコンディションを整えるための習慣を作り上げていきました。

たとえば、2章でくわしくお伝えしますが、ダンスを始めたり、心拍数をコントロールしたり、有酸素運動の量を増やしたりしました。

これだけ聞くと、「?・?・?・」という感じかもしれませんが、どれも科学的エビデンスに基づく脳のコンディションを上げるための取り組みです。

ベストパフォーマンスを実現したいすべての人へ

さまざまな試みを始めて1年間経ち、私の脳のパフォーマンスは以前のレベルに戻るだけではなく、前よりもよくなりました。

仕事に復帰し、以前よりもパフォーマンスがよくなったことを感じています。

具体的には次のようなことです。

- ●判断がいままでよりも速くなった
- ●週の半ばころには身体が疲れてしまう……がなくなった
- ●ずっと出ていた片頭痛が出なくなった
- ●苦戦していた語学学習も、新しい言葉がすんなりと入ってくるようになった

そして、この話を医師やビジネスパーソンの友人に話すと、みな同様に興味をもってくれました。

これからご紹介する脳のコンディションを整えるための習慣は、**脳腫瘍や脳梗塞、脳卒中など脳に関する病気の後遺症の改善、認知症予防にもご活用いただきたいもの**です。

しかし、この習慣はそうした脳の病気に関係するものだけではなく、**ベストパフォーマンスを実現したい人すべてに役立つものであることがわかりました。**

切羽詰まって必死になって取り組んだ、1年間の身体を張った実験による学びです。

そんなものを私だけにとどめるのはもったいない。

この本はそんな私が身体を張って本気で、医師として、患者として、そして研究者として、取り組んだ実験による学びの集約です。

これからお話しすることが、みなさんにも役に立つことを信じて。

平井麻依子

「脳にいいこと」すべて試して1冊にまとめてみた

目次

プロローグ
36歳の医師が脳腫瘍になってわかった「脳の働き」

1章

上手くいかないのは「あなた」のせいではなく「脳のコンディション」のせいだった

2章

脳の破壊を食い止める！ バージョンアップした脳を作る「運動」と「行動」

3章 日々のやる気を劇的に向上させる「自分が主人公」として過ごす方法

4章

脳を守るためにもとにかく「孤独」を脱出しよう

エピローグ

患者になったから見えてきたこと

付録

2週間で脳のコンディションを改善する！

装丁・本文デザイン　轡田昭彦＋坪井朋子
カバーイラスト　伊藤ハムスター
編集協力　株式会社ぷれす
編集　金子尚美（サンマーク出版）

1章

上手くいかないのは「あなた」のせいではなく「脳のコンディション」のせいだった

集中力や幸福度の低下……
ストレスや加齢が脳に及ぼす影響

「脳腫瘍の話なんて自分には関係ない」

こんなふうに思う人も多いかもしれません。

しかし、脳腫瘍の術後後遺症を通して私が経験したことは、**ストレスや加齢による脳のコンディションの低下を「早送りして体験」したようなもの**です。

心理的にも物理的にもストレスを受けると、その影響で脳は急性的にも慢性的にも、

- ●集中力の低下
- ●記憶力の低下
- ●認知機能の低下
- ●幸福度の低下

……などを起こします。脳腫瘍や脳血管障害の手術というのは、極限的に大きなストレスを脳に与えるもの。

大事なことなのでもう一度言いますが、**私が経験したことというのは、みなさんがストレスや加齢で経験することを「早送りして体験」したようなもの。**

ですから、これからお話しすることは、健康な人でもちょっとした脳のコンディションの悪化で陥ること。ぜひ、知っておいてほしいことなのです。

「脳の3つの機能」はお酒の飲みすぎや睡眠不足でも低下する

脳は、世界の人口の10倍以上の細胞数からなり、図書館1万1000軒分の情報を蓄えています。

そんな複雑な脳は、ものを考えたり、決めたり、運動をコントロールしたりするのに欠かせない器官。脳には、主に3つの機能があります（図1）。

まずは、「決定・遂行」と呼ばれる**物事を判断し、進める機能**。決断力とプロジェクトマネージメント力とでもいいましょうか。目標を設定し、そこまでのプロセスを計画し、適切な問題解決を行い、意思決定をし、それを効果的に実行していきます。

これが低い状態とは、**「要領が悪い」「優先順位が決められない」「見通しを立てて行動できない」「一つひとつ指示されないと行動できない」「臨機応変に対応できない」**などが挙げられます。

次に、「社会的認知」と呼ばれる**他者と関わる機能**。他者の表情・行動・発言から、相手の意図や感情を理解し、自分の行動や情動に関する意思決定をし、社会的交流を円滑にすることです。

他人とコミュニケーションをとり、社会生活を営むために必要な認知機能で、これにより人に共感し、モラルに沿った適切な振る舞いができるといえます。

図1 脳の３つの機能

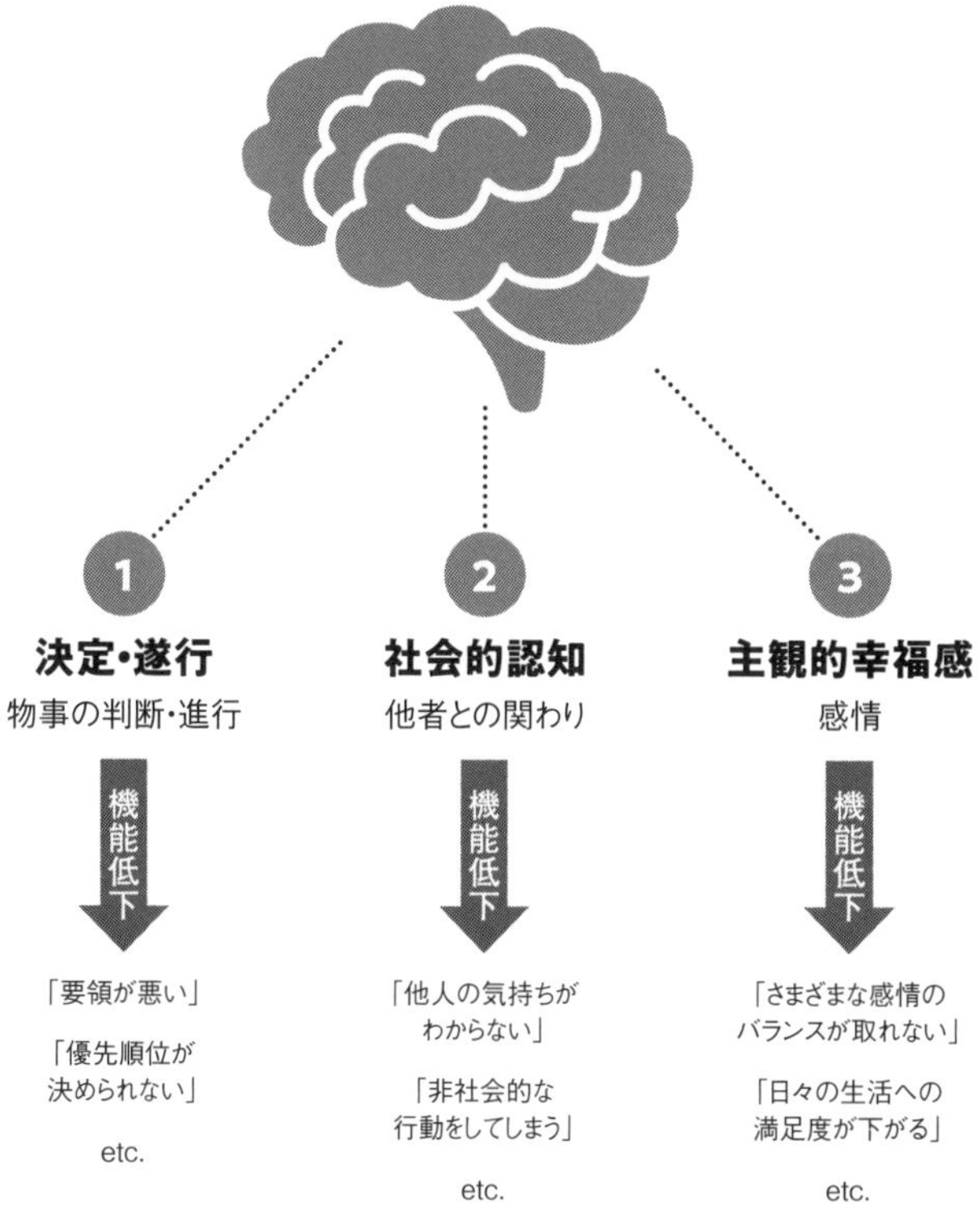
1
決定・遂行
物事の判断・進行
機能低下
「要領が悪い」
「優先順位が
決められない」
etc.
2
社会的認知
他者との関わり
機能低下
「他人の気持ちが
わからない」
「非社会的な
行動をしてしまう」
etc.
3
主観的幸福感
感情
機能低下
「さまざまな感情の
バランスが取れない」
「日々の生活への
満足度が下がる」
etc.

これが低い状態とは、**「他人の気持ちがわからない」「非社会的な行動をしてしまう」**などが挙げられます。

最後に、「主観的幸福感」と呼ばれる**感情を司《つかさど》る機能**。

快い感情、満足度、気分を形成します。感情的側面（楽しい、悲しいなど）と認知的側面（自己の生活に対する満足度）をもちます。

これが低い状態とは、**「さまざまな感情のバランスが取れない」「日々の生活への満足度が下がる」**などが挙げられます。

この3つの機能は、簡単なことですぐにその本領を発揮できなくなります。

日常生活の中では、**お酒の飲みすぎ、睡眠不足、仕事のストレスなどの要因で低下します。**

睡眠不足が慢性化すると、ストレスや欲求に負けやすくなるのもこのためです。

みなさんも、忙しさのためストレスが溜《た》まったり、睡眠不足だったりしたときに、目先の短期的な目標や結果しか目に入らなくなってしまった経験があるでしょう。

うつ病、燃え尽き症候群に見られる症状

うつ病、適応障害、燃え尽き症候群などでは、この3つの機能は低下することが多いということをご存じでしょうか。

たとえば、**日本人の15人にひとりが一生のうちに一度はうつ病になるといわれています。**

また、アメリカ・デロイト トーマツ コンサルティングが2015年、アメリカの企業に勤める1000人を対象にした調査では、**77%の人が現在の勤め先で、燃え尽き症候群を経験したと答えています。**

私の場合は、脳腫瘍治療からの副作用によって、この3つの機能が低下している状態が術後10か月近く続きました。

物事を判断する機能の低下により、**他人の話していることの「単語」は理解できるけれど「文脈」が理解しにくくなりました。**

また感情に関する機能の低下により、感情の振れ幅が大きくなり、**イライラしやすくなったり、他人の言葉に敏感になったりしました。**

これらの症状は、適応障害、燃え尽き症候群などでも見られる症状です。

たとえば、燃え尽き症候群では、**「小さな判断が上手《うま》くできず納期が遅れる」「これまでよりも業務に時間がかかる」「情報の重要度の判断がつかず大事な情報が抜けもれてしまう」「眠れない」**などがサインとして現れます。

そこで自身のこの異変に気がつき、産業医を受診する人が多いのです。

この章では、３つのそれぞれの機能が低下すると何が起こるかを、私の経験も踏まえて、くわしくお話ししていきます。

「睡眠不足」が原因で年間15兆円の経済損失

まずは物事を判断し、進める機能について見ていきましょう。

人は毎日、3万5000回判断しているといわれています。

これは、2秒に1回に匹敵します。

それは、投資先などの大きな判断から、「いま窓の外を眺めるか否か」というような自分では気がついていない小さな判断までです。

これは、知恵と行動力を駆使して狩猟を行ってきたために発達した、人間独特の能力といえるでしょう。

これが低下するとどうなるか。

日常の小さな判断につっかかったりします。

なんせ2秒に1回判断しているのですから当たり前です。

みなさんも睡眠不足のときや深酒後は、なんだか上手く頭が回らない感覚があると思います。

睡眠不足のときには、意欲や感情の制御、集中力に関わる前頭葉がダメージを受け、脳の活動が低下します。

それにより、ミスが多発し、判断力が低下してしまうのです。

アメリカのシンクタンクであるランド研究所の試算によれば、**日本の睡眠不足を原因とした国家レベルの経済損失は年間15兆円なのだそうです。**

これは、ソニーグループや日産自動車の２０２３年の年間売上高を上回る規模です。

私も手術後は、睡眠不足のときや深酒後に味わったような頭の回らなさや、とっさの判断の遅れがありました。

たとえば、入院中にこんなことがありました。

動けるようになってから、脚のストレッチを行っていました。単純なストレッチなのですが、右側をやった後に、**左側で同じことができなかったのです。**

単純な動き、しかも、つい先ほど右側でやった動きが左側になった瞬間わからない。つまり、足をどこに置いて、手をどこに置いて……という判断が弱っていたのです。

また、こんなこともありました。

病棟で入院中、いつも見ているドラマを視聴していました。

普段なら何も意識せずに内容が頭に入るのですが、そのときは、単語や一文としては、それぞれ理解できるのものの、**ドラマとしての話の流れが理解できなかったのです。**

これはとても不思議な感覚でした。一つひとつの細かいピースは理解できるけれども全体の意味が理解できない、目の前で何が起こっているのかよくわからない、という状況でした。

これもきっと、**とっさの判断としての意味をつなぎ合わせる、という能力が鈍っていたからではないでしょうか。**

なぜか、母語のみに影響

また、母語である日本語の読み書きに支障が生じました。

私は普段から仕事柄、かなり大量の情報を処理していました。

それが術後、読み飛ばしが高頻度で発生し、自分でタイプしても高頻度のタイピングミス（特に単語の抜けもれ）が生じました。

ひとつのメールに単語の抜けもれが2、3個ある。

ただ、私の頭ではその単語は処理しているので、読み直しをしても気がつけないのです。

私の場合は母語である日本語だけに生じ、**第二、第三言語ではこれは起きませんでした。**最初は、注意力散漫かとも思い、仕事量を調整したりしましたが、改善される傾向にありませんでした。

困り果てて、この話を私のように医師であり、また、頭部を対象に放射線治療を受けた友人に話しました。

すると、彼もまったく同じような症状が母語だけに出たというのです。

放射線治療から5年経《た》っても、メールのタイピングミスは続いており、重要なメールはアシスタントにチェックをしてもらっているとのことでした。


彼のケースも私のケースも、言語を司る脳の部位は無傷でした。

それでも、言語への影響が出たのです。

他の脳梗塞患者でも、言語を司る脳の部分が直接影響を受けなくても、言語への影響が出ているケースがあるようです。学説的には、決定・遂行機能の低下による影響だろうといわれています。

私の場合は、仕事への復帰後は、日本語の仕事を減らしたりして調整し、半年後には症状はなくなりました。

新宿育ちの私が人混みでのパニック発作症状

また、退院後、人混みでパニック発作症状が出たのには驚きました。

スイスに住んでいると特に人混みもないので気がつかなかったのですが、退院後3か月くらい経った年末に、福岡の天神地域に1か月ほど滞在する機会がありました。

そのときに、天神地下街に行ったのですが、**全員が自分に向かってくるように感じ、向かってくる人を左右どちらに避《よ》ければいいのかわからず、一歩も動けなくなってしまったのです。**

映画のワンシーンで大量の矢が自分に向かってくるように、人が自分に向かってくるのです。

猛烈に怖くて、頭を抱えてその場に座り込みたい衝動に襲われました。

どうにか壁のそばに移動して、深呼吸をするのが精いっぱい。

典型的なパニック発作症状でした。

私は、もともと新宿育ち。新宿のトンデモなく混んでいる交差点を毎日歩いて通学していた都会っ子です。

その私にとって、普段であれば天神地下街はまったくなんの問題もないレベル。ところが、天神地下街でパニック発作を起こした。

これは、自分の中でも何が起こっているのかわかりませんでした。

周りの脳関係の患者さんと話してみると、同様の経験をしている人が多くいました。**とっさの判断（右に行くか左に行くかなど）が、瞬時にできなくなってしまっていたことに起因していました。**

特に年末の天神地下街は、イルミネーションやネオンなどの光、照明とそれを反射する商品がたくさんありました。さらに、飲食店と入浴剤店の強い匂いが合わさっているなど、とにかく五感のすべてを刺激してきました。

この人混みによるパニック発作症状は、程度は低くなるも1年ほど続きました。

その間にあった東京出張の際には、待ち合わせ場所を人が少ない駅にしてもらったこともありました。

感情の大きさがコントロールできなくなる「感情失禁」とは？

ここからは、他者と関わる機能である、社会的認知について見ていきましょう。これは、生存と支配の競争の中で、人間が発達させた生き延びるために不可欠な能力といえます。

ここが低下すると、どうなるでしょうか。

感情のコントロールの低下、子供がえりのような症状、共感性の低下や固執、欲求コントロールの低下、抑うつなどが出ます。

「脱抑制」「感情失禁」と呼ばれる、高次脳機能障害の現象です。

ある患者さんたちは、この状態を、

「心の中が何かの感情でパンパンになったような、号泣直前の鼻がツーンとするような状態が一日中続いている」
「感情が自分でも信じられないくらい高まり、コントロールできない」
「中学2年生のころに戻ったように、世の中に対するイライラが続く」
と表現していました。

ときどき、公道で人目をはばからず泣きじゃくっている大人を見ることがあります。あのような言動も、アルコールやストレスによる社会的認知の機能低下の一種や発達障害などの脳に関わる症状が原因である場合もあります。

脳梗塞などの脳疾患の術後にも、よく見られる現象です。

喜怒哀楽やあらゆることに対して、感情が自分でも信じられないほどに大きくなり、言葉や表情などを抑えるのが困難になるという現象なのです。

典型的な症状としては、次のようなものがあります。

●抑えきれない感情に言葉のスピードがコントロールできずに**早口で話す**

●話の途中で**自分が何を言っているのかわからなくなる**
●自分の抱えた感情に対して適切な言葉が見当たらずに**同じことを何度も繰り返し言う**
●表現できない分の感情があふれた結果、**自然に手足が動いてしまう**
●痰《たん》を切ったように**あらゆる感情があふれ出す**

感情のコントロールの困難さは、燃え尽き症候群の症状として、同僚が気づき、産業医に相談に来るケースが多いと聞きます。

たとえば、「顧客対応にイライラするようになった」「周囲にきつく当たることが増えた」「周囲への共感や傾聴ができなくなった」などが、周りの同僚が気づくサインとしては多いようです。

みなさんの中にも、ストレスフルな日々が続くと、些細《ささい》なことで涙が出てきた、それを抑えられなかった、という経験をした人はいるかもしれません。

以前には考えられないことで大号泣！
私が経験した「感情失禁」

私の場合は、悔しさ・悲しみに対して、とにかく泣きそうになるという症状が出ました。本当に些細なことで、鼻がツーンとなりました。

実際、鼻がツーンとなったら半分くらいの確率で泣いていて、**泣きはじめたら最低30分は泣きやむことができなかったのです。**

私は幼少期からあまり泣くことはなく、おそらく小学生のころから考えてもあまり号泣というものはしたことがないようなタイプでした。

「泣くことを堪《こら》える」ということと、「泣く」ということが、ここまで体力を消耗することだとは知りませんでした。

怒りに繊細になり、その沸点が低くなる脳疾患患者も多いのですが、私の場合は怒りではなく、悔しさ・悲しみだったので不幸中の幸いかもしれません。

でも、この症状は私が仕事復帰をするのに障害となりました。

私はもともと、それなりにストレス耐性は高いけれども、人の態度に対して感度が鋭い方でした。

よい意味では、取引先、患者や同僚の少しの言動にも気がつきます。それが仕事に生かされていました。

でも、脳腫瘍術後の私は、それに気がつくだけではなく、**手術前の50倍くらい感情が動かされるのです。**

同僚が私に対して少しイライラしているなと思えば、**悲しくなって泣きそうになります。**

取引先への提案内容がいまいち刺さっていないと気がつけば、申し訳なくてミーティング中でも鼻がツーン。**そしてその後号泣。**

提案に対するフィードバックであり、私自身への人格否定ではないとはわかっていても悔しくて鼻がツーン。**Zoomミーティングのカメラが切れた瞬間から号泣。**

退院して3か月くらいは、一日中泣くことを堪えることに神経を使っていたので、本当に疲れました。最初は、これが脳腫瘍の後遺症だとも気がつかなかったので、原因もわからず本当に途方にくれたものです。

女性ホルモンが関係している、燃え尽き症候群に陥っている、仕事が合っていないなど、いろいろ考えました。しかし、どれも違う……はて、どうしたものかと思っていましたが、**術後3か月くらいで症状は止まりました**。

後々、脳を手術した患者さんたちから、これが脳腫瘍であれ、脳梗塞であれ、手術部位にあまり関係なく、よくある副作用だと教えてもらいました。

もっと患者及び医療従事者に広く知られていればと思います。

「なんとなく楽しくない」の裏にある脳のホルモン

最後に、感情を司る機能である、主観的幸福感です。

いわゆる「幸せホルモン」にはセロトニン、オキシトシン、ドーパミンなどがあります。

脳が「幸せ」「楽しい」「充実している」と思うには、これらが過不足なく放出されている状態というのが重要です。

セロトニン、オキシトシン、ドーパミンの3種類が三大幸せホルモンと広く認識されています（図2）。最近では、ベータエンドルフィン、アナンダマイド、ノルアドレナリンなどが幸福感にもたらす効果についての研究も進んでいます。

ここでは、三大幸せホルモンについてもう少しくわしくお話ししましょう。

セロトニンは心と身体《からだ》の健康により発生するホルモンです。

「やすらぎ」「癒やし」などの幸福感をもたらすといわれています。

セロトニンは、人ではおよそ90％が消化管に、8、9％が血小板に、そして残りの1、2％が脳に分布しています。

神経細胞による情報伝達だけでなく、血管内での血液凝固、腸の蠕動《ぜんどう》運動、体温調節、痛みのコントロールなどにも関わっています。

このセロトニンが幸せホルモンと呼ばれるのは、**情動や攻撃性のコントロールに影響を与え、精神を安定させる作用をもっているからです。**


セロトニンのもととなるトリプトファンは、**豆腐やみそなどの大豆製品のほか、米をはじめとする穀物、卵、チーズ、ヨーグルトのような乳製品にも含まれています。**

これらから脳の神経細胞内でセロトニンが作られます。

典型的な日本の朝ご飯である、納豆ご飯、豆腐入りのみそ汁などは、じつは幸せな一日を始めるためにもよいメニューなのです。

図2　三大幸せホルモン

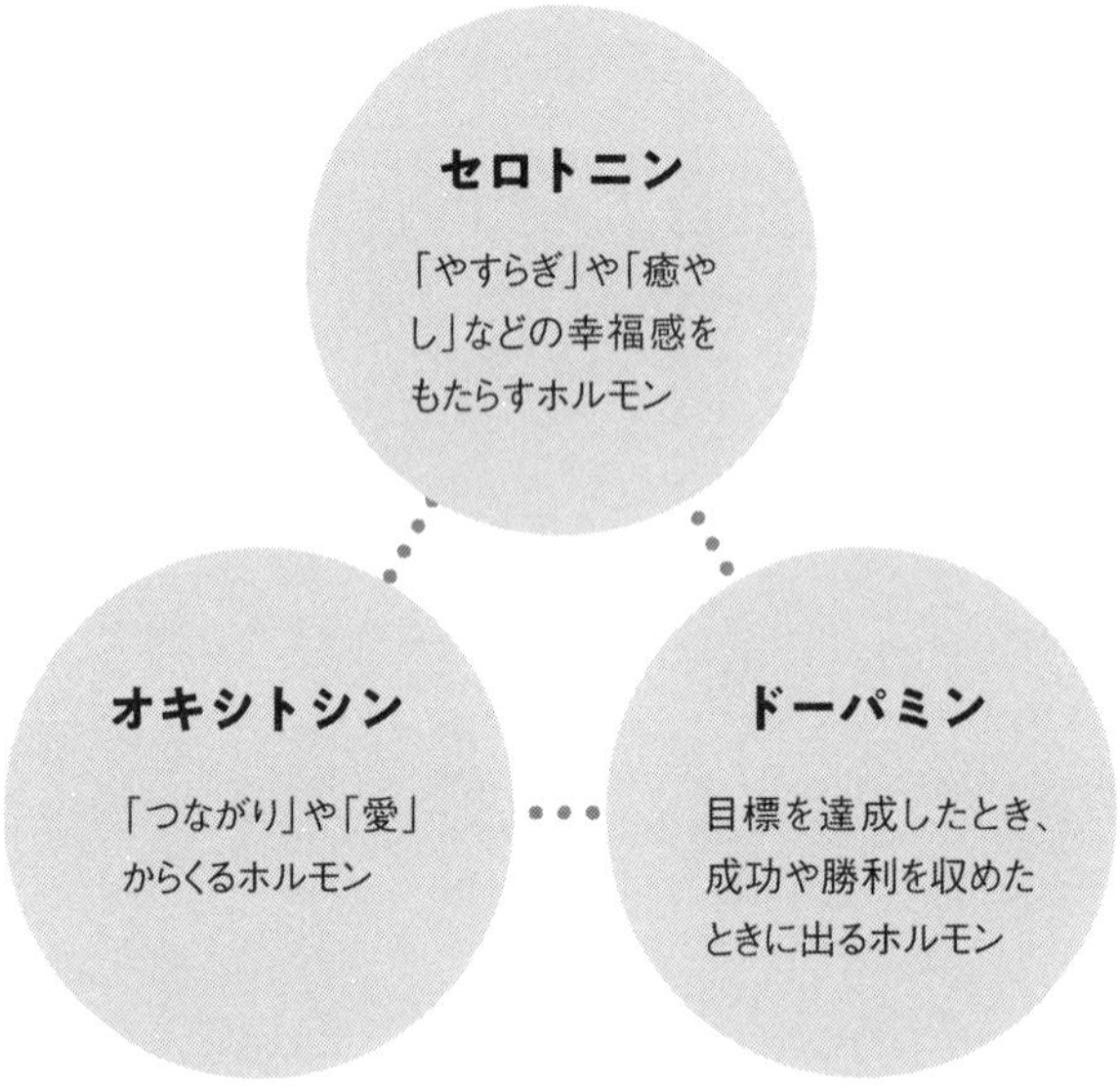
セロトニン
「やすらぎ」や「癒やし」などの幸福感をもたらすホルモン
オキシトシン
「つながり」や「愛」からくるホルモン
ドーパミン
目標を達成したとき、成功や勝利を収めたときに出るホルモンセロトニンを分泌するためには、太陽の光を浴びることが必要です。

セロトニンは、ストレス、睡眠不足、日照不足などで簡単に減少します。

セロトニンが不足することで、「イライラ」「意欲や集中力の低下」「頭痛やめまいなどの身体症状」「なかなか寝付けない」「気分が落ち込みやすい」「うつ」といった状態に陥ってしまうこともあります。

ストレスによりセロトニンが不足し、交感神経と副交感神経のリズムが乱れると、自律神経のバランスが崩れ、自律神経失調症となってしまうこともあります。

北欧の冬をなめるな⁉
陽キャだし大丈夫と思っていたけれど……

ヨーロッパ、特に北欧では、冬の日照時間の減少によるセロトニン不足は深刻な問題。みなそれぞれ対策をしています。

私は、20代のころにスウェーデンに住んでいたことがあります。

さんざん地元の人に、

「北欧の冬をなめるな。人工太陽照明灯を買え」「クリスマスツリーを買ってライトアップしろ」「日サロへ行け」「週末は南スペインを旅行しろ」

と、言われていました。

ですが、なめていたのですね。

「陽キャだし大丈夫でしょ」と何も対策をしなかったのです。

そうして初めての冬は、日照不足でメンタルがやられました。

朝日が昇るのが朝の9時ごろ。日没が午後3時前です。

太陽が昇る前に家を出て、オフィスを出るころには太陽が沈んでいたので、5日間太陽を見ないなんていうことはザラでした。

冬に入って1か月くらいで、イライラするわ、意欲は低下するわ……の典型的なセロトニン不足症状を発症。

あわてて家中に人工太陽照明灯を設置したことを思い出します。

キレやすい、いつまでも腹が立つは
セロトニン不足

私が北欧で体験したように、セロトニンの不足として典型的な症状のひとつがイライラです。

たとえば、混んでいる駅のホームで、見知らぬ人の肩がぶつかって、相手が何も言わずにそのまま去っていってしまった。

そんなときに、特になんとも思わない日もあれば、「忙しかったのかなあ」と相手を気遣う日もあれば、とにかくイライラして会社に着いてもまだイライラしている日もあるかもしれません。

この違いは脳内のセロトニンの量による可能性もあります。

セロトニンがたっぷり脳内に貯蔵されると、ちょっとやそっとのストレスを受けても、すぐにまた元の状態に戻ることができます。

たとえば先ほどの例でいうと、ぶつかった瞬間は少しむっとするかもしれませんが、その数秒後にはけろっとしています。

しかし、セロトニンが不足していると、いつまでも腹を立てた状態のままでいることもあります。

私も、入院中は外に出ることも限られましたし、生活リズムも乱れていたので、明らかにセロトニン不足と思われるような症状が頻発していました。

なんだかもう「キレる」という状況がコントロールできない。いわゆる反抗期のティーンエイジャーのような、カッとする怒りが頻発するのです。

とはいえ、入院中の病院でキレることもできません。抑えて、ひたすらストレスが溜まるという悪循環でした。

これは、転院して、バルコニーがある病室で**なるべく太陽の光を浴びるようにしたら治りました。**

狭い場所での〝ワイワイガヤガヤ〟がオキシトシンを分泌する

「つながり」や「愛」からくるホルモンが、オキシトシンです。

オキシトシンは、社会とのつながり、家族や心を許せる相手やペットなどとのスキンシップのほか、リラクゼーションによる肌の触感刺激によっても分泌されることがわかっています（だから肌触りのよいタオルって大切なのです！）。

別名、愛情ホルモンとも呼ばれています。

オキシトシンの分泌を増やすための一番よい方法は、社会とのつながりをもつこと。

他者への思いやりがオキシトシンの分泌を促します。

ボランティアで人を助けることも、オキシトシンの分泌につながります。

よく、**人助けは自分のためでもあるといいますが、オキシトシンの作用を見るとそ**

れは本当のようです。

オキシトシン作動性神経は脳内や脊髄にもあり、視床下部で合成されたオキシトシンが神経伝達物質として作用します。

不足すると、孤独感を強く覚えたり、人間関係がつらくなったりします。

また最近では、**オキシトシンは、「夢の肥満薬」としての研究も進んでおり、食欲抑制や脂肪分解などの効用が報告されています。**

オキシトシンは迷走神経が働きかける孤束核を活性化し、結果として摂食が抑制されます。

コロナ禍で人との関わりが少なくなったときに、どうしても食べすぎてしまうという現象が起きた人は私だけではないはずです。

オキシトシンは、ちょっとしたおしゃべりでも分泌されます。

私はイギリスに学生としても社会人としても住んでいたことがあるのですが、そのときにとても好きだった習慣が「ちょっと一杯」というイギリスのパブ文化です。

一杯だけなので、特にネガティブな愚痴になることもなく、30分～1時間ほどおしゃべりをしてお開きになることが多いです。

肩と肩が触れ合うくらいの狭い場所で、ワイワイガヤガヤとした心地よいおしゃべりをするとオキシトシンを分泌する神経が働きやすくなります。

なお、あんまりにも深刻な内容を話すと大脳が必死に働くことになり、オキシトシンを分泌する神経回路は働かなくなります。

あまりに難しい話というのは避けた方がよいでしょう。

ドーパミンを征する者は幸福感を征する

ゲームで勝ったとき、目標を達成したとき、成功や勝利を収めたときにガッツポーズをしている際に出ているのがドーパミンです。

快く感じる原因となる**脳内報酬系の活性化において、中心的な役割を果たしていま**

す。また、脳内で神経伝達物質として働く一方で、身体の隅々における末梢でも多くの機能を担っています。

運動機能や認知機能、神経内分泌や視覚に加え、脳の覚醒や睡眠、記憶学習、動機形成などあらゆる行動を左右する物質として重要です。

たとえば、ドーパミン作動性神経が壊れていくために発症するパーキンソン病では運動機能、認知機能、やる気などに支障をきたすことがわかっています。パーキンソン病患者の多くは、ドーパミンが減少するため、憂鬱になります。

また、うつ病の人の脳の活動状態を調べると、報酬を前にしても、脳の活性状態が維持されないことがわかっています。

「欲しい」とか「手に入れたい」という強い気持ちが生まれず、欲望ややる気を失ってしまうのです。

一方、**ドーパミンは数多くあるホルモンの中で、一番扱いが難しいホルモンといえます**。それはドーパミン報酬系回路との関係に紐づいているから。

ある行為でドーパミンが放出され快感を覚えると、脳がそれを学習し、再びその行為をしたくなります。このように、ドーパミンは脳にとってこの上ない快楽をもたらす報酬となっています。

そして、さらに大きな快楽を得ようと努力するようになります。

ドーパミンは、自分の実力を出し切って、やっと越えられるようなハードルがあるときに、一番良質のものが分泌されます。

そのハードルというのは他人に与えられたものではなく、自らが挑戦したい、と思うものであることが重要です。

学習塾のクラス分け制度や企業の昇進制度なども、この仕組みを理解して上手く作られている場合が多いです。

上手く利用すれば、充実感を得ながら、効率よく物事を進めることができます。

ドーパミンが大量に放出されると、欲しくなったものを何がなんでも手に入れなければ気がすまなくなります。

ドーパミンの働きで注意力はすべてそこに向けられて、それを手に入れること、あるいは繰り返し行うことしか考えられなくなります。

この特性は、上手く付き合えば「目標達成意欲」となり成長につながります。しかし、付き合い方を間違えると、「依存」となってしまいます。

このドーパミンの特性は、古代から備わっている人類のサバイバル本能のようなものだと思われます。このおかげで、食物を見つけ飛びつくことで飢え死にを防ぎ、パートナーを手に入れることをサボらずに人類の絶滅を防いだのでしょう。

また進化において、人が高度な社会を築くことができたのも、より大きな快楽や幸福を得るための活動を繰り返してきたからです。

ホストクラブにハマるのはドーパミン中毒の可能性

ドーパミンの特性を、仕事や勉強といった自分にとってプラスに働くようなことに利用できればいいですよね。

しかし、時としてその快感を再び味わいたいという欲求に負けて、依存症になってしまう場合があります。

お酒、ギャンブル、薬物、買い物、ゲーム、スマートフォンなどの依存症に大きく関係しています。

たとえばパチンコ依存症です。

現在のパチンコは、一発大当たりで大量の出玉が獲得できるようになっています。

大当たりしたとき、ドーパミンが大量に放出されて、快感を覚えます。

すると脳は、この快感を何度も味わいたいと思うようになり、毎日のようにパチンコをしたくなってしまうのです。

そして、昨今話題のホストクラブへの依存。

ヨーロッパに住む友人から、日本のホストクラブの心理を聞かれたことがあります。

ヨーロッパにはホストクラブと似たようなものがなく、ドリンクに数万円（数十万円、数百万円）かける心理がわからないといいます。

色恋営業などの問題は複雑ですが、**ひとつはドーパミン中毒があるでしょう。**

ホストクラブで大金をつぎ込んでしまう人は、虐待などの問題があった方が多いと聞きます。

それにより**幸せホルモンのベースであるセロトニン、そしてオキシトシンが不足している可能性は高いです。**

そのため、ホストクラブでのお祭り騒ぎで出るドーパミンに依存してしまうのではないかと推測されます。

ドーパミンの特性を利用しているのは、ホストクラブだけではありません。

ドーパミンの報酬系回路はいろいろなところで使われています。

依存性をもたせるとお金が動くので、当たり前のことといえば当たり前です。

たとえば、**スーパーマーケットでも、顧客のドーパミン効果が最大になるような状況を考えて商品を配列しています。**

「一点買えば一点無料」や「閉店セール」「最後の一点」といった値札。

お祭り騒ぎのタイムセールも、ドーパミンの大量放出を招きます。

インターネットやその他のソーシャルメディアサービス、そしてゲームも、人間の報酬系回路に食い込み、それにより意図的にプレイヤーを**ドーパミンの奴隷にしてお金を落とすような仕組みになっています。**

ある研究ではテレビゲームをやりつづけていると、アンフェタミンを使用した場合と同じ程度のドーパミンが増加することがわかっています。

ドーパミンの奴隷になるか？ 目標達成意欲にするか？

現在の世の中において、ドーパミンのトリックから逃れるということはほぼ不可能。**ただ、「自分自身がどの程度ドーパミンに依存していて、またどのようなときにドーパミンが分泌されるのか」を考えることは重要なことです。**

仕事を含め、目標を立ててそれを達成していくことに大きな喜びを感じる方は多いでしょう。そういった方は、**目標が達成されたときの快感が好きなので、あまりあきらめるということがありません。これは大きな強みです。**

ただこれが悪い方向に作用して、周りからの賞賛や評価によるドーパミン分泌に依存をしないように注意を払う必要があります。

私も入院時は、ドーパミン不足対策には苦労しました。

長期入院というのは、目標を失いやすく、ドーパミン不足になりがち。

病院や医療スタッフによっては、ご飯を完食する、リハビリで10メートル歩くなどの目標を上手く患者と共有しながら、対策を取っている場合もあります。

理論上は小さな目標設定によるドーパミン分泌が大切だとはわかっていても、苦労したのです。

私の場合は、入院時は目標を失ってしまっていましたし、ゲームなどで気分転換する気にもならなかったので、**まずは、コントロールしやすいセロトニンとオキシトシンを分泌させることに集中しました。**

そして退院が見えてきたあたりから、だんだんと目標設定をしながらドーパミン不足対策にも取り組みました。３章でお話しする「種まき」などもその一例です。

ストレスや緊張で放出されるコルチゾールの役割

健康な脳について、理解していただけたでしょうか。

次に、どのようにして「健康な脳のベース」を作っていくことができるかをお話ししていきましょう。

ストレスは身体に悪い、ということはよくいわれていること。

しかし、みなさんはこれを真剣に考えたことがあるでしょうか。

ストレスというのは、記憶力の低下やパニック発作の誘発などさまざまな原因になることが科学的にも立証されています。

ここでカギとなるのが、**「コルチゾール」**というホルモンです。

ストレスが発生すると、視床下部が副腎皮質刺激ホルモン放出ホルモンを分泌して下垂体を刺激します。すると、下垂体が副腎皮質刺激ホルモンを分泌して副腎を刺激します。

それを受けて、副腎はコルチゾールというストレスホルモンを放出します。

コルチゾールの血中濃度が上がると脳も身体も警戒態勢に入ります。

心拍数が増加するといった身体の変化があります。

脳は意識を集中させ、わずかな変化にも敏感になります。

プレゼンや舞台など緊張する場面に立つと、コルチゾールの値は10〜20分の間に2〜3倍にまで増加することがわかっています。

コルチゾールにはさまざまな役割があります。

- ストレスを感じると交感神経を刺激し、身体の緊張状態を保つ
- 肝臓で糖を作り出す
- 脂肪を分解して代謝を促進する
- 免疫抑制作用、抗炎症作用をもつ
- 筋肉でタンパク質を代謝する

コルチゾールの分泌がもっとも多い時間帯は、朝といわれています。

そして夜には少なくなり、身体の一日の活動リズムを整えてくれます。

ところが過剰なストレスがかかり、活動リズムが崩れると、コルチゾールの分泌が慢性的に増えることがあります。

すると、不眠症やうつ病といったメンタル不全や、生活習慣病をはじめとするストレス関連疾患、免疫力の低下などにつながるケースが多くなることがわかっています。

みなさんも、ストレスがあると、疲れているのに夜眠れないという経験をしたことがあるのではないでしょうか。

こういう状態を防ぐために、人体には興奮やパニック発作を防ぐブレーキのようなものが備わっています。

それが、海馬と前頭葉です。

慢性的なストレスにさらされている人の海馬は小さい

海馬は、一般的には記憶の中枢といわれています。

海馬はストレスに対する反応を抑制する役割も果たしています。感情を暴走させないためのブレーキとして働いているのです。

しかし、海馬は慢性的に高濃度のコルチゾールにさらされると萎縮してしまうということがわかっています。

長期間ストレスにさらされた人の脳を見てみると、海馬が小さくなっていることがわかります。長期のストレスがよくないとは一般的にもよくいいますね。

このように、**慢性的なストレスがコルチゾールの濃度を高く保つことによって海馬がだんだんと萎縮しているということが、科学的にも立証されている**のです。

コルチゾールの濃度を高めないようにするには、そもそものストレスの原因を取り除く、もしくはストレスがあったとしてもコルチゾールの濃度を上げにくくする、その2つの仕組み作りが大切なのです。

コルチゾールの濃度を上げにくくする仕組みに関しては、2章で説明します。

40代から始まる前頭葉の萎縮が「暴走老人」を作る

次に前頭葉について見てみましょう。

前頭葉は、「物事を考える」「記憶する」「感情をコントロールする」「状況を判断し、臨機応変に対応する」など、人間にとって極めて重要な働きを担っています。**脳の司令塔と呼ばれている重要な場所です。**

前頭葉が萎縮し、思考や判断がコントロールできなくなると、自分がやりたいことが思い通りにできず、その結果、不満や、怒り、意欲の低下につながってしまう可能性があります。

ストレスを感じているとき、前頭葉は感情が暴走しないように、また理性を失った行動に出ないように働いていています。

しかし、前頭葉はストレスや加齢によって萎縮します。

加齢による萎縮は、40代から始まります。

「暴走老人」という言葉もありますが、この機能が低下すると、感情のコントロール、特に怒りの感情に対してブレーキがかかりにくくなります。

ただでさえ加齢で萎縮する前頭葉は、ストレスによりさらに萎縮してしまうのです。

図3 ストレスによってダメージを受けやすい海馬と前頭葉

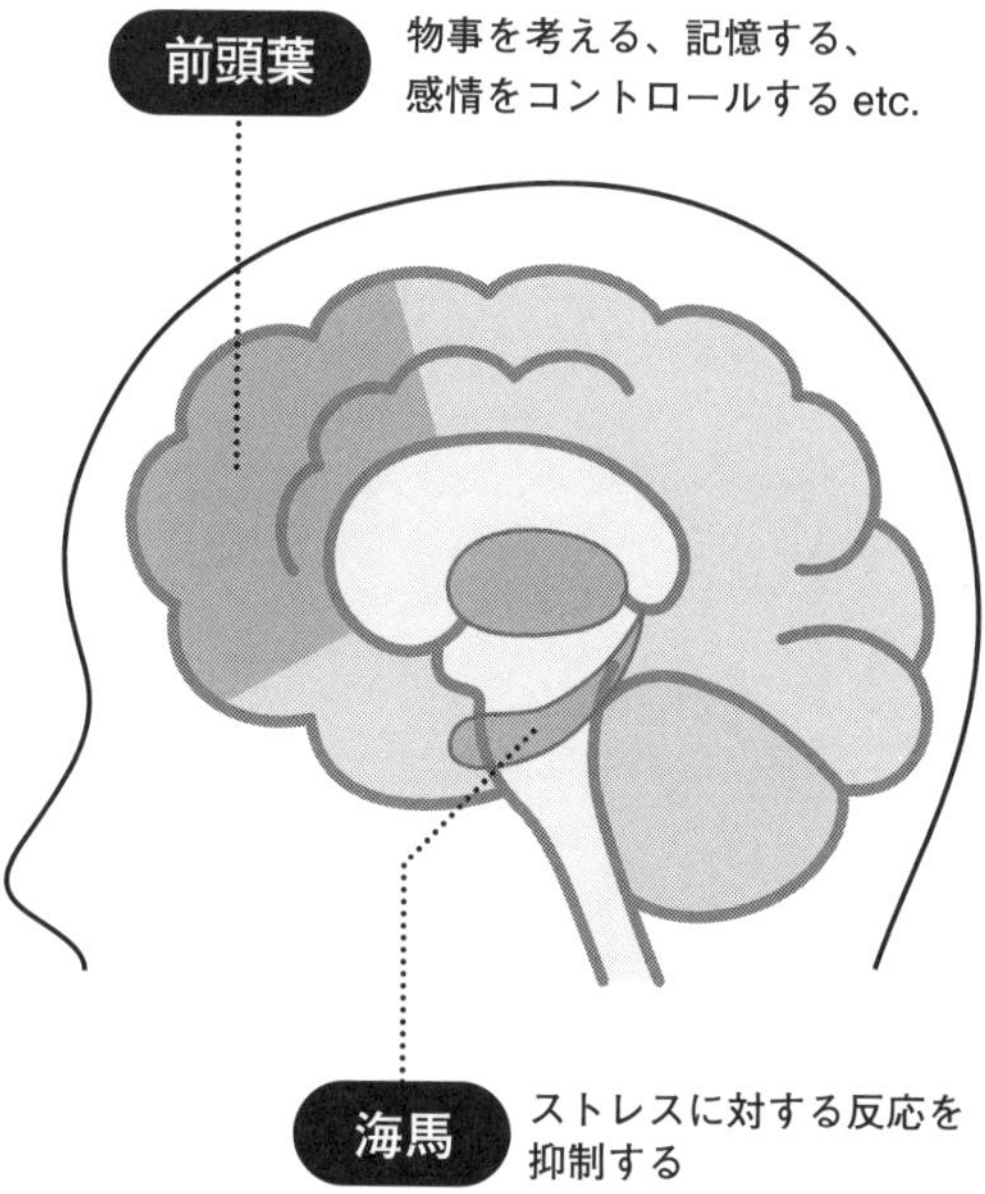

脳のコンディションを下げる「心理的ストレス」と「物理的ストレス」

ストレスによって脳がどのような状態になるのかについてお話ししてきました。

では、そのストレスをどう解消するか……が気になりますね。

その前に、そもそもストレスとは何かについてお話しします。

「ストレス」と言ったときに、みなさんはどのようなことを思い浮かべるでしょうか。

「人によって態度を変える取引先相手」「言うことを聞かない子供」

そんなことが、ストレスとして浮かぶのではないでしょうか。

こういったストレスを**「心理的ストレス」**と分類します。

そして、騒音、密集、高温や低温、睡眠不足などを**「物理的ストレス」**と分類します。

もちろん、これらは両方ともストレスとして脳のコンディションを下げます。

まずは心理的ストレスについて見ていきましょう。

ホワイト化する企業はストレスとは無縁なのか？

働き方改革により、従業員のウェルビーイングと生産性の向上を目指す、企業の「ホワイト化」が加速しています。

これにより、各社ではメンタルヘルスの支援や柔軟な勤務体系の導入が行われています。

しかし、**2023年度の精神障害の労災支給決定件数は883件を超え、過去最多**となっています。

どうやら、「企業がどんどんホワイト化して、みんなハッピー」とはなっていないようです。

実際に産業医に話を聞くと、会社の規模や地域にかかわらず、直近3年ほどで、メンタルヘルスに関する相談は圧倒的に増えたといいます。

特に、30～40代の相談が増えたそうです。

もちろん労働時間が長い、有給が取れないといった「働きすぎ」や「中間管理職としての板挟み」などもストレスになります。

しかしそれだけでなく、「人間関係の希薄化」、そして何より、「自身の価値観と働くことの意義のギャップ」などもストレスの原因として多く挙げられています。

ある産業医は、「職場の軽い人間関係の相談が増えた」と言います。

コロナ禍以前は、そういった人間関係の相談は、仕事の後の飲み会やランチの際に同僚と行われていたのでしょう。

それがコロナ禍で職場の人間関係が希薄化したことにより、相談できる人や機会が減った、ということがあるのかもしれません。

また、コロナ禍を通して自身の価値観が変化し、自身の価値観と仕事の意義のギャップに悩む方も多いようです。3章でお話ししますが、「意義」や目的意識の喪失は大きな心理的ストレスを生みます。

大気汚染や騒音は気づかないうちに脳に影響！

「物理的ストレス」についても見ていきましょう。

この怖さは、自分がストレスだと認知しない微量でも、気がつかないうちにストレスとして積み重なり、脳のコンディションを下げていくという点です。

まずは、物理的ストレスの大気汚染について見ていきましょう。

排気ガスに含まれる物質が心血管や肺に悪影響を及ぼし、私たちの寿命を縮めるということは、ずいぶん前から科学的に立証されています。

これまで科学者たちは、排気ガスによる肺へのダメージを重視してきました。

ところが、2008年にアメリカ・モンタナ大学のカルデロン・ガーシデュナスが、メキシコシティの大気汚染を調査していたところ、**野良犬の脳に不気味な病変が見つかりました。**

これが発端となり、大気汚染の脳への影響が活発に議論されるようになりました。他の複数の研究によると、排気ガスの多い高速道路の近くに住んでいると、自閉症や脳卒中のリスクが高まる、加齢により認知機能が衰えやすくなるなどの結果も報告されています。

次に、騒音によるストレスについてです。人間が作り出す騒音の量は30年ごとに倍増しており、それは人口増加速度よりも高スピードです。

アメリカ・コーネル大学のギャリー・エヴァンスが1998年に発表した論文があります。ミュンヘン国際空港が開設される前後の2年間に、近辺に暮らす子供を対象にした調査です。

ストレスホルモンである、アドレナリンとノルアドレナリンの数値を開港から定期的に計測しました。

すると、**空港近辺に暮らす子供の数値は、静かな地域に暮らす子供と比べ2倍近く高いことがわかりました。**

2005年、イギリスの医学誌『ランセット』に掲載された論文でもわかったことがあります。

イギリス、スペイン、オランダの主要空港の近辺にある小学校に通う数千人の子供たちが騒音により、読解力と記憶力と行動に明らかに悪影響を受けていると報告しました。

騒音が5デシベル上昇すると、読解力に2か月分の遅れが出ました。

このように、高速道路や飛行機の騒音のように無害に思えるもの、普段気に留めないものであっても脳に影響を及ぼすのです。

この怖さを理解し、適切な対策を取ることが重要です。

ちなみに**スイスでは、ランチタイムや夕方以降、そして週末に掃除機をかけるのはマナー違反。**

最初にこれを聞いたときは、「フルタイムで働く私にどのタイミングで掃除機をかけろと？」と戸惑いました。

戸惑っている私に対して、スイス人の友人が**「え？　なんであなたは週末に掃除機をかけて、他人のリラックスする時間を侵害する権利があると思っているの？」**と戸惑っていたことを思い出します。

その「ストレス解消法」、興奮するだけで満足感ではない

ストレスを感じると、脳は、短期的に気が晴れるようなことをしたくなります。

ここで気をつけなくてはいけないのが、「興奮」と「満足感」の違いです。

短期的に気が晴れることというのは、ドーパミンの大量分泌を促し「興奮」をもたらすものであることが多いのです。

たとえば、アルコール依存症の人は、家族とのケンカなどストレスがあると、脳がドーパミン神経細胞の興奮を高め、アルコールが猛烈に欲しくなります。

ストレスによりドーパミン神経細胞が興奮した状態では、どんな誘惑もやたら魅力的に感じてしまうのです。

ストレスを感じたときは、買い物で憂さ晴らし、大量に甘いものを食べたり、ゲームを一晩中したりしてストレス発散などよくいわれること。

しかし、これらは**「興奮」はもたらしますが、「満足感」をもたらさないことが多い**のです。

脳科学的にはよいストレス解消法とはいえません。

ただ、ドーパミン神経細胞の興奮に従って本能的に行動をしているだけです。

科学的に裏付けられたストレス解消法とは？

買い物やドカ食い、ゲームがストレス発散に役立たないといわれても、一体どんなストレスの解消法が本当に効果があるのでしょう。

アメリカ心理学会は、効果的なストレスの解消法として、

「散歩をすること」「エクササイズをすること」「読書や音楽を楽しむこと」「家族や友達と過ごすこと」「瞑想をすること」「絵画の制作や鑑賞などクリエイティブな趣味の時間を過ごすこと」

などを挙げています。

産業医にも聞いてみました。

燃え尽き症候群やその手前の症状で、まだ本格的な治療が必要ではないと思われる

人には、次のことを勧めることが多いといいます。

●太陽が出ている間に散歩をすること
●寝る前にベッドの中でストレッチをすること
●入浴をすること

これらは、日常の中でも始めやすく、また効果が高い取り組みです。**セロトニンをはじめとする癒やしのホルモンや、オキシトシンなどの気分をよくするホルモンを活性化させます。**

すると、脳のストレス反応をシャットダウンし、体内のストレスホルモンを減らして、治癒反応やリラクゼーション反応を起こします。

逆に、効果が低いストレス発散方法としては、先ほどお話ししたドーパミンを分泌して興奮をもたらすお酒、ギャンブル、タバコ、ドカ食い、テレビゲームなどが挙げられます。

効果があるストレス解消法というのは、ドーパミンを放出して報酬を期待させるものではないのです。

セロトニンやオキシトシンに働きかけるストレス解消法をした場合には、ドーパミンが放出されたときのような興奮を覚えません。

そのため、やっている本人はすぐにはその効果を実感しないことが多いかもしれません。しかし、続けていくことでそれによる変化に気がつきます。

一日2時間超5時間未満の「自分時間」でストレスを回避

幸福度を考えるうえで、切っても切り離せないのが「自分時間」と呼ばれるものではないでしょうか。

その自分時間が少ないと、自分のために時間が取れないことにイライラしてしまいます。

とはいえ、まとまった休みを取ると、最初は時間がたくさんありワクワクするのですが、休みの最後の方になると少し退屈してきます。

みなさんも、きっと経験があるのではないでしょうか。

じつは、科学的に自分時間の最適な長さというのはすでに証明されています。

具体的には、一日2時間以内の自分時間はストレスをもたらします。

そして、**自分時間が一日5時間以上あると、自分の人生に対する目的意識がもちにくくなり、幸福度を下げるといわれています。**

自分時間とは、「自分がコントロールして、自分が好きなことをやっている時間」と認識することが大切です。

この自分時間として最適な長さを考えて、生活に組み込んで、ストレスをマネージメントしていくことが大切です。

時間割を作れば自主的な時間に変化する

私が長期入院していたとき、治療は合計でも一日2時間ほどしかなく、後は、病院にいるだけ、でした。

最初の1週間は、久しぶりに「何もしなくてもいい時間」にワクワクし、溜まったドラマを見たりしていました。

しかし、2週目になると飽きも生じ、「病院にいさせられている時間」に変化していきました。

そんなときに、病棟の看護師に、**「しばらく帰れないのだし、時間割を作ってフランス語でも勉強すれば？」**と言われました。

セロトニンが不足していた私。言われたときには、「こっちは好きで病院にいるわけじゃないんだよ」とイライラしました。ですが、言われてみればその通りです。

フランス語の勉強でなくとも、「時間割を作る」というのは一理あります。

それにより、**「病院にいさせられている時間」が「自主的に何かをしている時間」に変化していくのです。**


退院して、日常生活に戻ってからは、一日2、3時間、自分時間が取れるように生活しています。

そして、**なるべくならセロトニンやオキシトシンの分泌を促すような行動をしています。**ジムに行ったり、散歩に行ったり、友達と会ったり……などです。

さらに、8時間の睡眠時間、最低限の家事などにかかる時間、家族との時間。

ここから、仕事の時間を引くと、じつはそんなにダラダラしている時間は残らないのです。

2章

脳の破壊を食い止める！バージョンアップした脳を作る「運動」と「行動」

何もしないと脳の衰えは30代から……

「バージョンアップした自分になっての仕事復帰」

プロローグでお話ししたように、手術後の私の目標はこれでした。

1章でお話ししたように、ストレスを取り除き、脳のコンディションを整えることで、だんだんと元の状態に戻っている感覚はありました。

それでもまだ、「バージョンアップ」はできていません。

そこで、**次に私が取り組んだことが、脳の破壊を食い止めて、バージョンアップするということです。**

この2章では、どのようにしてバージョンアップしていったのかをお話しします。

まずは、仕事のパフォーマンスと脳についてです。

脳は生涯を通じて、縮みつづけています。

脳の大きさは、25〜30歳がピーク。

何も対策を取らない場合、その後、年齢とともに徐々に小さくなっていきます。

脳の細胞は一生涯作られつづけますが、それよりも速いスピードで死滅しています。

具体的には一日に約10万個の細胞が失われており、一年中毎日24時間絶えることなく次々に死滅しています。

脳そのものは、毎年0・5〜1%ずつ縮んでいくといえます。

その脳の仕組みを考えると、社会人として仕事の成功を収めたとしても、何も対策をしない場合は、**脳の機能のピークは30代後半〜50歳で、後は下がっていくといわれています。**

仕事のパフォーマンスピークは20年後にやってくる

職業ごとに、求められる能力が異なるため、パフォーマンスのピークは違いますが、平均して、**ピークは仕事を始めてから20年後にやってくるそうです。**

医学分野は45歳といいます。

判断の瞬発力、長時間の手術に耐え得る脳のスタミナ、複雑な状況判断、新しいことを学ぶ好奇心など、医師に必要な能力を考えると、たしかに45歳くらいというのは感覚的にもわかります。

65歳以上の医師と、51歳以下の医師を比較した際に、医療事故は高齢グループの方が、若年グループよりも50%多いという実験結果もあります。

なお、**他の職業のピークは、数学や物理系が40歳手前、金融分野では30代後半との**

ことです。

加齢に伴う脳機能の低下に関しては、アーサー・C・ブルックス著『人生後半の戦略書』（SBクリエイティブ）に詳細が述べられており、他の職業のピーク年齢も紹介されています。もちろん、これは、「何も対策をしないと」という前提です。

何歳になっても脳の働きがよくなる「脳の可塑性」とは？

「年を取ると脳は縮む」。そして「キャリアピークは30代後半〜50歳」。

これを聞いて、「え？　時すでに遅し？」と思った人も多いかもしれません。

老化によって、脳の機能が衰えるといっても、それは平均値の話をしているだけ。

20代や30代に匹敵する脳の働きをもっている70歳以上もいます。

ここでカギとなってくるのが、脳の可塑性です。

脳は可塑性と呼ばれる柔軟性をもち、脅威や課題にチャレンジするために、構造的あるいは生理的に変化します。

脳の神経細胞は、一度死んでしまうと、残念ながら二度と元に戻ることはありません。その神経細胞の働きによる脳機能も失われてしまいます。

しかし、**学習や経験で神経細胞のシナプス結合の強度を変え、新たな神経回路を作ることは可能です。**

たとえば、脳梗塞で指を動かす神経細胞が死亡しても、訓練によって、通常「手首」を動かす指令を出す神経細胞が、「指」を動かす指令を発することができるようになります。

これにより、再び指を動かすことが可能になるのです。

この可塑性はもちろんリハビリにおいても重要ですが、脳のよいコンディションを保つうえでのカギとなります。

「ミシェル・マックの事例」からわかる脳の特性

脳の神経可塑性がよくわかる「ミシェル・マックの事例」というものがあります。

これは、医学部で習うことが多い有名な症例。アメリカ在住の女性の話です。

ミシェルは、1973年11月にバージニア州で生まれました。

生まれてからわずか1週間後、両親は異変に気づきました。

彼女は物に視線を定めることができず、身体《からだ》の動作も不自由で特に右手足を動かすことに支障がありました。

1977年にCT検査を受けます。その結果、医師たちはミシェルの脳の左半球がほぼ欠落していることに気がつきました。

つまりミシェルは生まれながらに、右半分の脳だけで生きていたのです。

生まれる前に血流障害が生じて左の脳に血液が流れていかなかったことが原因で、

左半分の脳が一切機能していなかったのです。

一般的に、左の脳は分析や理論を司《つかさど》り数学的・言語学的な中枢といわれています。

一方、右の脳はクリエイティブな分野を司る部分とされています。

そのため、幼少期のミシェルは言語障害があり、また、左の脳が司る右の手足の動きに支障が生じていました。

しかし、彼女はこの後、医師たちが予想もしなかった速さで欠けていた能力を見事に発達させました。

歩くことも、話すことも、読むことも普通にできるようになります。

その後、彼女はごく一般的な生活を送り仕事もこなしているとのことです。

言語領域が欠けているにもかかわらず、普通の人と変わらず適切な言葉を選ぶことができ、また右側の手足の動作は完全ではないにしても問題なく機能しています。

なぜでしょうか。これこそが、脳の神経の可塑性によるものです。

つまり、彼女の**右の脳は、本来ならば左の脳が行うはずだった数々の仕事をできる**

ように発達していったのです。

脳の神経可塑性は、子供のころほど柔軟ではないにしろ、その特性が完全に失われることはなく、大人になっても、高齢になってもその力はあります。

若々しいシニア「スーパーエイジャー」は何をしているのか？

平均寿命が延びている中で、年齢を重ねても若々しい脳をもっている人には、どういった理由があるのか。

こうした研究は数多く行われています。

そして、それは脳の神経可塑性に結びついています。

たとえば、アメリカ・マサチューセッツ総合病院の神経内科が行った「スーパーエイジャー」の研究があります。

スーパーエイジャーとは、80歳以上のシニアの中でも同世代と比較すると、圧倒的に高い認知能力をもつ人のことを指します。

その研究では、若さの秘訣《ひけつ》のひとつとして、「新しい刺激を脳に与えつづけること」が挙げられています。

新しい刺激を脳に与えつづけるということは、具体的には認知機能を刺激するということ。**これまでにやったことがなく、考える力が試されるようなことです。**

たとえば、「楽器を習う」「外国語を身に付ける」「ダンスで新しい動きをする」「カードゲームをする」「新しい料理を作る」など、**いままで経験したことのない精神的・身体的なスキルであればなんでもよいのです。**

認知機能を刺激する活動によって、神経可塑性が高くなり、脳の神経回路網のシナプスが増え、右脳と左脳の情報交換が活発になり、脳の老化を減速させるのです。

特に、**心理学的に「複雑介入」と呼ばれる、複数の脳の活動を統合する必要のある経験だと、より効果的**とされています。

これは、注意力、判断力、記憶力、空間把握能力などを同時に使う活動です。

つまりは、**ひとつのことを行うよりも、複数の要素が絡まりあった「新しいこと」を行う方が脳にはいいのです。**

動きが複雑で上達には努力が欠かせないことを実施すると、**脳に新たな白質が作られ、灰白質の体積が増えるのです（図４）。これにより、決定力、記憶力、思考力、集中力、論理力などを鍛えることになります。**

脳を刺激する活動をやめると、認知低下が加速します。それは定年後やることがないと痴呆《ちほう》が始まる……といった身近な例からもわかるでしょう。

図4 動きが複雑な「新しいこと」が灰白質と白質を増やす

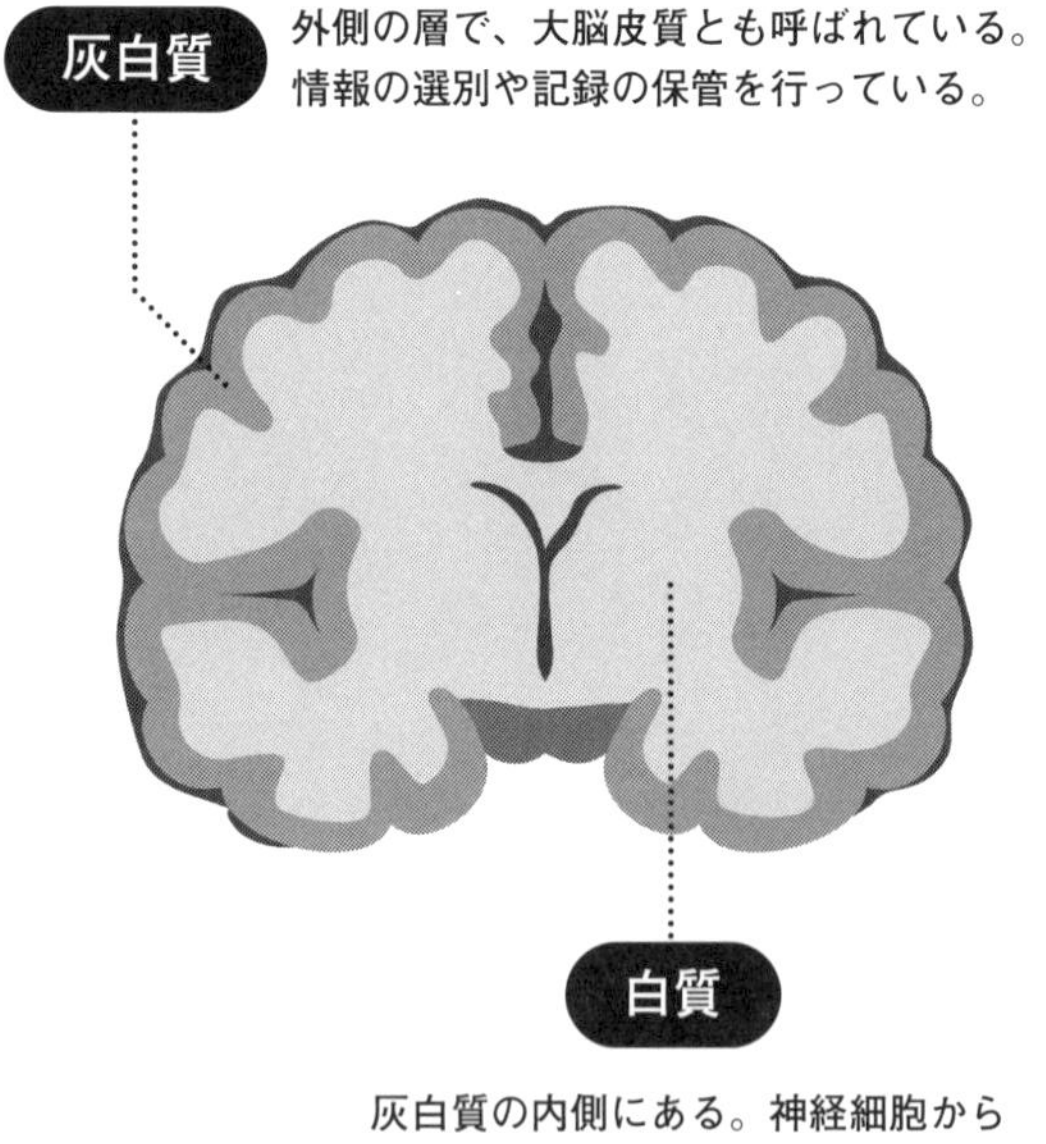
灰白質の内側にある。神経細胞から伸びる軸索という長い線維が集まってできている。神経細胞はこの軸索を使って情報を伝え合っている。

頭のいい人はジャグリングをやっている？

ある研究によれば、注意力、空間把握能力などの複数の能力を同時に必要とする「複雑介入」であるジャグリングは特に効果があるといわれています。

有名なジャグラー、ピーター・フランクルさんは、数学者として算数オリンピック委員会会長も務めていますし、高校日本一を決める日本高校生ジャグリング大会も開成高校、筑波大学附属駒場高校などの超進学校が優勝の常連です。

東京大学のジャグリングサークルはメンバー総数が100名を超えるそうです。

そういえば、私の高校にあったジャグリング部でも部員3名が全員東大に進学したような……。

また、語学学習やダンスもさまざまな裏付け研究によって、神経細胞の可塑性に対する効果が立証されています。

語学に関して興味深い実験を紹介しましょう。

２０１２年、スウェーデン・ルンド大学のヨハン・マーテソンが、スウェーデン軍士官学校の語学を学んでいる学生と、学んでいない学生を比較し、両者に3か月間同じ難易度の学習課題を出しました。

そして、その実験の開始時と終了時に、脳画像を撮影しました。

脳画像によると、語学を学ばなかった学生の脳には変化はありませんでしたが、学んだ学生の脳の海馬や中前頭回が大きくなっていたことが判明しました。

特に、語学習得が苦手で、懸命に努力した人の方が大きかったそうです。

これは、第二言語を使うには、前頭葉、脳梁《のうりょう》などのさまざまな部分を活性化させ、右脳と左脳の両方を関与させ、情報交換をさせる必要があるからだと考えられています。

つまり、語学を学ぶと脳が活発になる、**しかも語学が苦手であればあるほどその効果は高いということです。**なんだか勇気が出る実験結果です。

週150分の有酸素運動で脳の破壊を食い止める

運動が身体によいとはよくいわれていますが、これは脳にもよいのです。

最近では、ジムを併設する企業が増えました。

日本の厚生労働省、欧米の各国政府機関も、**週に150分の有酸素運動を健康のために推奨しています。**

これは研究が進んでいる分野で、運動の脳に対する効能は主に、以下のようなものがあります。

●有酸素運動をすると、脳内の成長因子である脳由来神経栄養因子（BDNF）が増える。これにより、**新しい細胞を成長させ、細胞間のつながり（シナプス）を増やす**

●定期的に有酸素運動を続けていると、ストレスに対してコルチゾールの分泌がされ

にくくなり、**記憶を司る海馬の破壊を防いでくれる**ようになる

●有酸素運動で脳の血流量が増えることにより、**脳が活性化する。**また長期にわたって運動することで、新しい血管が作られ、血液や酸素の供給量が増え長期的な活性化が望める

また、有酸素運動をすれば、薬に頼ることなく加齢による認知機能の低下や神経変性疾患をかなりの確率で予防できることが、さまざまな実験によりわかっています。

たとえば、2012年のアメリカ・ピッツバーグ大学のカーク・エリクソンの研究チームは、120人の高齢者を対象とした研究を発表しました。

それは、**有酸素運動によって海馬が大きくなり、記憶力が向上したという結果でした。**1年間の有酸素運動で、海馬の体積が2％増えたということ。

つまり、**加齢による喪失を1、2年分取り戻したということになります。**

筋トレやストレッチより「早歩き」の方が脳は若返る

「さあ、運動をしよう」と、闇雲に重いダンベルを持ち上げたり、坂道全力ダッシュをしたりしてはいけません。脳にとって一番よい運動を考えていきましょう。

脳のことを考えると、**心拍数を、最大心拍数の70〜75%に保つことが一番よいといわれています。**

どの程度の運動でその心拍数になるのかは人によりますし、いまはスマートウォッチで簡単に調べられます。**あまり運動をしない人だと早歩き、運動をある程度する人だと軽いジョギングくらいでしょう。**

先ほど述べた脳由来神経栄養因子（BDNF）を増やし、海馬を大きくするのに一番適しているのは有酸素運動です。

筋力トレーニングやストレッチでは同じ効果を得られません。

2011年、アメリカ・ピッツバーグ大学のキリック・エリクソン率いる研究チームが、120人の被験者を対象に1年間の間隔を空けて、脳を二度スキャンして海馬の大きさを測った実験があります。

実験に先立ち、被験者たちは無作為に2つのグループに分けられ、異なるタイプの運動を行うように指示されました。

一方は、有酸素運動（週に3回、40分の早歩き）。

もう一方は、心拍数が増えないストレッチなどの軽いエクササイズでした。

1年が経過すると、ストレッチを行っていたグループの海馬は平均1・4％縮小していました。平均で年間1、2％縮小することを考えると理にかなった数字です。

これと比較して、**有酸素運動を行ったグループの海馬は成長しており、2％ほど大きくなっていました。1年間老化がまったく進んでいなかったどころか、2歳も若返っていたのです。**

私も、週3回を目安に、軽いジョギングをしています。

スイスの山の中に住んでいるので、家の周りは自然にあふれており、大自然の中を走ることができます。

このときの心拍数は、最大心拍数の70～75％に抑えるようにしています。

運動でアイデアがどんどん浮かぶ
デフォルトモードネットワークを体験

有酸素運動の利点は、「脳の破壊を食い止める」ということに留《とど》まりません。

デフォルトモードネットワークというものをご存じでしょうか。

簡単にいうと、どんどんアイデアが思い浮かぶ魔法のような脳の神経回路です。

ジョギングは、このデフォルトモードネットワークと深く関わっています。

脳には、特定の課題に取り組むわけではなく、**ぼんやりしているときに働きはじめ、記憶を整理したり、感情を整えたりする機能がある**といわれています。

ぼんやりしているときに、何かを思い出したり、よいアイデアが浮かんだりという経験はありませんか?

これは、デフォルトモードネットワークによるものです。特定の課題に取り組んでいるのではなく、ぼんやりしているときに起こるので、人によって生じるタイミングが異なります。

たとえば、**散歩しているときによいアイデアが浮かぶ人もいますし、自転車にのっているときに、それが浮かぶ人もいるでしょう。**

散歩で、デフォルトモードネットワークを体験する方は多いと思います。

19世紀半ばに活躍したアメリカの偉大な思想家ヘンリー・ソローも、散歩によってその考え方を深めたことで有名です。

著書『歩く』(ポプラ社)の中で以下のように述べています。

「私が語っている歩くということは(中略)運動とは似ても似つかないものです。それ自体が一日の大胆な取り組みであり、冒険なのです」「一日に少なくとも四時間、ふつうは四時間以上、森や丘や草原を越え、世間の約束事から完全に解放されて歩きまわることなしには、自分の健康と精神を保つことができない、と私は思っています」

課題を残したままランニングするとよいアイデアが湧く

ランニングをしているときに、デフォルトモードネットワークが働く人も多いです。

著名人だと、『ノルウェイの森』などで知られる小説家村上春樹さんも、週に70キロ走るランナーとしても有名です。

彼は、『走ることについて語るときに僕の語ること』（文藝春秋）にて、「僕は原則的には空白の中を走っている。逆の言い方をすれば、空白を獲得するために走っている、ということかもしれない」と述べています。

私は日中に走りに行くことが多いのですが、**朝少しヘビーな仕事をして、何個か課題を残したまま走りに出ます。**

すると、走っている最中に午前中の課題に対するよいアイデアが浮かぶことがあります。

大体、**最新科学系の本のオーディオブックを聞きながら走りはじめて、10分くらいすると、デフォルトモードネットワークが活性化してくるようです。**アイデアが浮かびはじめると、オーディオブックを止めて走ります。

私の場合、小説やラジオだと上手《うま》くデフォルトモードネットワークに入れません。また、ランニングマシンなどでも上手くいきません。

人によって何をすればデフォルトモードネットワークに入りやすいかは異なるので、いろいろ試してみて自分に合ったものを見つけてください。

仕事の隙間時間に運動をして脳のコンディショニング

中強度の運動が脳にもたらす効果は、**運動後2時間くらい持続するといわれています。**それにもかかわらず、主に仕事の後や週末に運動をするという人がとても多いように思います。

運動の脳への効果がせっかく持続するにもかかわらず、仕事の後や週末に運動を行ったのでは、その効果を最大限に生かすことができません。

どうすれば、仕事中に運動を取り入れられるのかということを考えるべきです。

小学生時代は、45分ごとに5～20分程度の休憩がありました。

そのときは、ドッジボールをしたり、身体を動かしたりしていたと思います。

それが、脳にとって一番よい運動の仕方なのです。

休憩時間は、ソーシャルメディアを見たりニュースをチェックしたりなど、仕事とは違うことをして過ごすと脳によいと思っている人がいるかもしれません。

その場合には、仕事をこなすときと同じ脳の領域を使っています。

つまり、休憩になっていないのです。

いまは、家で仕事をする人も多いと思うので、工夫がしやすいはずです。

たとえば、ミーティングを60分ではなく、50分に設定して、次のミーティングとの間に10分の休憩を設けるのもいい方法です。

その10分の間に、5分間でもストレッチなどで身体を動かすと、一日で、合計30分～1時間くらい身体が動かせるようになると思います。

第2の脳である手を動かす効果

私の場合オフィスで働くときは、通勤時に歩いたり、定期的にコーヒーを買いにカフェに行ったり、ミーティングのために別のビルに行ったりするので、自然と身体を動かしています。

しかし、在宅で働くときはまったく身体を動かさないこともあり得るので、少し対策を立てています。

在宅勤務中は以下のような運動を、仕事や作業の合間に挟んでいます。

まずは、**ボリウッドダンスやズンバなどの手の動きを含むダンス。仕事の合間に、**

5分程度、休憩時間があると、音楽をかけて動画を見ながら踊ります。

座りすぎの防止にもなりますし、心拍数も上がりやすいです。

同じ動きの繰り返しにならないように、いくつかのパターンを用意しています。

私たちの手というのは、第2の脳とも呼ばれています。

手や指先などを動かすことで、脳の血流量が多くなり、認知症予防などにも効果があるとされています。

ただし、脳に刺激を与えるためには、いつも行っている日常的な動作、たとえば食事で箸を使う、何かつかむという程度では効果は得られません。

普段はしない手や指の動きを意識する必要があるのです。

先ほどお話ししたボリウッドダンスやズンバ、盆踊りなど各国の伝統的なダンスは、手を使うものが多く、脳にもいいようです。

次に、**アニマルムーブメント。**日本でもだんだん人気が出てきていると聞きましたが、アニマルムーブメントは、動物の動きをまねした運動です。

私は、退院後に友人の紹介で始めたのですが、最初はまったくお手本の動きができませんでした。

何せ、動物の動きですから、ほとんどがやったことのない筋肉の動きや体重移動の仕方なので、頭ではわかっていても身体が思うように動かないのです。

1年ほど気が向いたときに行っていますが、無数に動きがあって飽きません。

さらに、普段とはまったく異なる動きをするので、少し行うだけでも脳がすっきりします。


最後に、**ストレッチやピラティス**。

私がこれらを行うのは、もちろん姿勢を正すなどの身体的な目的もあるのですが、どちらかというと、**いつもとは違う呼吸のリズムにするという目的が大きいです。**

普段は呼吸が速くなることはあれ、遅くなることはないと思います。

そういう意味で、呼吸を遅くして変化をつけることで新しい呼吸の仕方を体験することになりますし、脳の血流量を増やすことにもなります。

YouTubeにも5~10分のプログラムが複数あるので、手軽に始められます。私がよく使っているチャンネルは、「Yoga with Kassandra」と「Bailey Brown」です。

正解はないですが、続けられることを飽きないようにいくつか織り交ぜながらやるのがおすすめです。

座って過ごせば「運動の効果は台無し」という事実

現代人は、知らず知らずのうちに座って過ごす時間が長くなっています。

毎日、車や電車で通勤して、その間長く座ったままでいることも。

デスクワークの場合、椅子に座って一日を過ごし、立ち上がるのはわずかな休憩時間だけということもあります。

しかし、ここで恐ろしい事実を紹介しましょう。

長時間座ったままで過ごすことは、どれほど運動していようと、運動の効果を台無しにするのです。

死亡率は着席時間1時間ごとに2％上がり、一日に8時間以上座っていると8％上昇するといわれています。

座ってばかりでほとんど動かない生活を長く続けると、脳疾患だけでなく心臓病、高血圧症、糖尿病、肥満症、がんなどほぼすべての慢性疾患のリスクが上がります。

また、アルツハイマー型認知症との関連もわかりはじめています。

じっと座ったままでいると、記憶を司る脳の領域（内側側頭葉）が縮むということがわかってきています。

アメリカ・カリフォルニア大学ロサンゼルス校の研究チームは、45〜75歳の35人を対象に1週間の身体活動量と座っている時間を調べました。

そして、MRI検査で新しい記憶が形成される内側側頭葉を調べました。**すると、座りっぱなしの生活だと、明らかに内側側頭葉の減少が見られました。**

たった1週間で、です。

さらに、たとえ活動量が多くても長時間座っていることによる内側側頭葉への悪影響は消えないこともはっきりしました。

私の場合は、コロナ禍でホームオフィス勤務になってから、環境を整えました。

メインで使用する机は、座っても使えるスタンディングデスクです。椅子もありますが、基本的にはスタンディングデスクとして使っています。

座りたいときや疲れたときは、別の場所にある椅子と机を使って作業をします。

別の場所にすることによって、なるべくスタンディングデスクを使う時間を増やしています。

スマートウォッチで立っている時間をモニターして、一日9時間以上は立っているようにしています。

また、カフェなどに行く際にも、なるべく立てる場所があるところに行くようにしています。最初はなれませんでしたし、すぐに足の裏が痛くなりましたが、半年くらい経《た》つとなれました。

「仕事はパソコンの前に座ってしかできない」という常識を覆す

ミーティングや面談を歩きながらすることもあります。

特にスイスの夏は天気もよく、ミーティング相手もずっとパソコンの前で座ってばかりいたくないタイプが多いです。

そのため、２人のミーティングであれば、公園で待ち合わせして歩きながら行うこともあります。

歩きながらミーティングを行う効用はいくつかあります。

動いていると脳に血液が流れていき、脳細胞が活性化するので、アイデアが浮かび、会話が弾みます。

そして、周りの景色などをもとに会話を始められるので、会話の種に困ることはありません。多少無言の時間があっても、２人きりの会議室で無言になるほど気まずくはありません。

また、あまり実りがないミーティングでも、エクササイズになるので、お互いにとって時間の無駄になりにくいというのもあります。

アメリカ・北テキサス大学のダグラス・アンダーソン教授は、自身の授業を散歩しながら行っています。

教授は学生と一緒にキャンパス内を歩きながら、その週の課題図書について話し合います。そうすることによって、**学生らがイキイキとして発言が増え、また、新しいアイデアも生まれるそうです。**

散歩は、クリエイティブになり、緊張も解け、また脳にも身体にもよいので、歩きながらの講義というのは理にかなっています。

1813年にイギリスで発表されたジェイン・オースティンの『高慢と偏見』（中央公論新社）という小説があります。主人公のエリザベス・ベネットとその姉妹を中心とした物語です。イギリスでは何度もドラマ化されていますし、日本でもファンが多い作品です。

この物語の中には、主人公のエリザベスが誰かと散歩をしながら議論しているシーンがよく現れます。

当時イギリスでは、頭をすっきりさせたり、会話をしたりするために散歩をするという習慣が定着しはじめていました。そのため、散歩は哲学的な行為となり、教養ある階級の交流の機会を生み出していました。

また、アイデアや芸術の創造の源となる知的行為ともみなされていました。

しかし、当時はまだ、散歩をする女性というのはめずらしかったそうです。それは女性には、そもそも考える必要はない、教養などなくてもよいという偏見があったからです。そんな散歩の歴史を知ると、歩くことがさらに楽しくなります。

いつもとは違うコミュニティに参加することの重要性

いままでと違う頭の使い方をして刺激を与えるという意味では、**いつもとは違うコミュニティに参加するという方法も考えられます。**

どうしても大人になるとコミュニティが限られてきて、仕事関係のコミュニティ、または家族を介したコミュニティというのが多くなってしまいます。

しかし、仕事ではどうしても同じような頭の使い方をする人が多くなりますし、家族を介したコミュニティでも、ママ友やパパ友と話す内容は似たり寄ったりになりがち。

私は病気になる前は、かなりの仕事人間でした。そのため、コミュニティといっても仕事関係くらいしかなく、それ以外の友人は学校や趣味を通してパラパラといる程度でした。

病気になって、意識的に自分のいつもの考え方とは違う人のいるコミュニティに入ろうと思いました。

コミュニティは、違う考え方の人と交流して脳に刺激を与えるという意味で大切ですが、4章で述べるように、**孤独を防ぐという意味でも重要です。**

私は、新しいコミュニティに属するうえで、以下のことを考えました。

新しい考え方をするといっても、さすがにまったく興味のないことを始めたところで続きません。

そのため、まず私は自分の趣味に近く、ずっと話しつづけなくてもいい、また参加必須ではなく緩く長く続けられるところと考えました。

加えて脳科学的には、おしゃべりをするだけではなく、何か作業をすることでさらにコミュニティの効果を高めてくれるので、「作業をする」コミュニティも検討しました。

その結果、まず近所にあった**読書サークルに入りました。**

これは月に1回程度集まり、課題図書を決め、みなで本を読んで意見を出し合う、というものです。世界各国から集まっているメンバーだったので、読む本も毎月バラエティー豊かなのが特徴。

私が最初に参加したときは、たまたますぐに日本の著者の本が取り上げられました。

その次はスリランカの著者のものでした。また参加者も、学生から定年退職した人まで年齢は幅が広く、さらに理系も文系もいます。

いままでと違う頭の使い方をするという意味では、とても役に立っています。

本を読んだ後に、みなで食事に行くのもなかなか楽しいです。普段はしないような宇宙工学がテーマであったり、手芸がテーマであったりといった話をするのも楽しみのひとつです。

私は気が向いたときに行くので、参加は2、3か月に1回。ですが、それでもこういったコミュニティがあるというのは心強いものです。

また、我が家に10人ほどが集まり料理を作る、料理サークルも開いています。こちらは不定期開催で、半年に1回くらいの実施です。

それぞれの国の料理を作るので、前回はギリシャ料理で、次回はペルー料理をこしらえる予定です。**みなでおしゃべりをしながら、スパイスいっぱいのいろいろな料理を作るのは、脳にもよい刺激になります。**

スイスで学んだ、自然が脳にもたらす影響

スイスでは、病気になって退院すると山間部にある別荘で過ごすというのが一般的。

これは、裕福な国だからこそできることなのですが……。

私も退院したときに周りの人に、「どこのシャレー（別荘地）で過ごすの？」と聞かれ、最初はびっくりしました。

でも、これはとても理にかなっていることなのです。

スイスのアルプス山脈の頂上から360度に広がる空と、山々のつながりを想像してみてください。

このような大自然の中で自分の存在を認識することを脳科学では、オウ体験（Awe体験）と呼びます。オウ体験についての研究では、心身共にさまざまな素晴らしい

効果が実証されています。

カナダ・トロント大学のジェニファー・ステラ博士らの研究では、オウ体験を頻繁にしている人はインターロイキン6の数値が低く保たれているという結果が出ています。

インターロイキン6は、身体が慢性的な炎症を起こしているときに出るものです。**インターロイキン6の数値が下がっている状態というのは、身体によく、寿命を延ばすことにつながります。**

このように、身体が弱っているとき、またはストレス下にある手術後、スイスの人が大自然の中で過ごすというのはとても理にかなっていることです。

緑がある場所に30分いるだけでポジティブになれる

病院、特にヨーロッパでは、中庭や緑のあるところが増えてきています。

フィンランド・ヘルシンキ大学のリサ・ティルヴァイネン博士が実施した調査では、77人の参加者を対象に3つの異なる場所——都心、整備された公園、都市林で過ごしてもらいました。

どの場所の被験者にも、30分間のんびりとそれぞれの場所で散歩してもらいました。その後、気分に関するアンケートに答えてもらい、唾液を採取し、血圧と心拍数を測定しました。

結果を比べると、自然の中で過ごすことの効果が見られました。

それぞれの場所に行く前と比べて、都心で過ごした人はストレスが解消したという感覚がほとんど得られなかったのに対し、公園や都市林の中で過ごした人には変化が現れました。

緑がある場所で過ごす時間が長くなればなるほど、気持ちが上を向いたと答える人が増え、公園や都市林で過ごした人は、都心で過ごした人よりも気分が20%上がりました。

緑のある場所で過ごした人は気持ちがポジティブになり、ネガティブな感情が減り、創造性も上がったということです。

客観的な測定値では、すべての場所でコルチゾールが減りました。

緑がある場所に30分間いるだけ。これだけで、ポジティブな気持ちになれることが脳科学的に示されているのです。

わざわざ森に行かなくても、緑のある場所、つまり、通勤・通学時に公園を通るだけでも、その効果は確実に得られるということです。

ちなみに、私もコロナ禍の後に、友人の一部（特に医療従事者）が混んでいるレストランなどをあまり好まなかったため、公園で散歩したり、ピクニックをしたりしながらキャッチアップする時間が増えました。

最初は感染対策、運動不足やビタミンD不足の解消などを目的としていました。

ですが、**緑の中で散歩することはストレスレベルを軽減させ、脳にもよい**ので、いまでは積極的にこのようなアウトドア・キャッチアップを行っています。

観葉植物や自然の写真で脳を活性化させよう

もちろん、私のように幸運にも大自然に囲まれて生活している人もいると思いますが、そうではない人もいるでしょう。

しかし、オランダ・アムステルダム大学のミヒール・ファン・エルク博士らの研究によると、**大自然の広大さや美しさが感じられる動画を見ることでも、程度は小さくてもオウ体験ができる**ことが立証されました。また、**家の中に小さな緑を置くことも有効**です。

韓国・ウォングァン大学のキム・テファン博士の研究によると、自然の風景写真を見せた被験者と、都会の写真を見せた被験者では、ＭＲＩでその活性化に差があったということです。

自然の中にいると、前頭前野の酸化ヘモグロビン（血液中の酸素を運搬するヘモグロビン）濃度が低下し、その領域への血流量が下がります。そして、前頭前野に行くはずだった血液が、島皮質や前帯状皮質といった快楽、共感、のびのびとした思考などを司る場所に行くとされています。

自然の風景写真を見ることでも、同じようなことが起きたのです。

また、都会の写真を見せると、ストレスに大きく関わる扁桃《へんとう》体に血液が流れ込みました。

ちなみに、私がよく行く歯科医には、天井にスクリーンがあり、そこに院長が撮った大自然の写真がスライドショーとして流れています。それを見ながら治療を受けることができます。

彼いわく、こういった自然の写真を見ると、患者が自分のエゴをなくして謙虚な気持ちになるのか、**多少痛くても文句を言われることが少なくなったとか。**

都会に住んでいるビジネスパーソンには、30分、毎日緑がある場所に行くというのは難しいかもしれません。

ですが、家やオフィスに観葉植物や自然の写真を置くというだけでもその効果が得られるのなら、試してみない手はないでしょう。

3章

日々のやる気を劇的に向上させる「自分が主人公」として過ごす方法

人生に目標がある人は死亡率が15％も低い

1章や2章でお話ししたことによって、「バージョンアップした自分になっての仕事復帰」という当初の目標に近づいている感覚はありました。

しかし、病気になった私にとって最後まで苦労したのが、**ドーパミン分泌とそれに伴うやる気やワクワクの向上です。**

この章では、私が苦労して辿《たど》り着いた、脳の観点からやる気やワクワクをコントロールする**「自分が主人公として過ごす」方法**を紹介します。

「人生に目的意識をもつことは大切だ」
「前向きであることは大切だ」
「自分の人生を生きろ」

「自分を主人公に」

よくビジネス書などで言われますが、じつは脳にも当てはまるのです。

アメリカ・ワシントン大学にて、6000人を超える20〜75歳の被験者を対象に14年間にわたって行われた、人生の目標と健康に関する研究があります。

これによると、「人生の目標を見つけ、達成したいと思える重要な目標を定めることは、目標を見つけた時期にかかわらず長生きするのに貢献する」という結論が出ています。

具体的には、**目標がある人の方が死亡率は15%低かったことに加え、生活習慣病の罹患率《りかん》も低かった**そうです。

また、目的・目標をもった方が長生きできるという予測が、若い人でも年配の人でも同じように成り立つことが証明されました。

普段から目的意識をもつことが、アルツハイマー型認知症のダメージから脳を守るのに役立つという研究も数多くあります。

人生の目的・目標をもっている人の方が、積極的に外に出て、規則正しい生活をする傾向にあることも関係するようです。

ぼんやり過ごしていては幸せを感じない！

２０１０年、アメリカ・ハーバード大学で実施された「Track your happiness」（幸せの追跡）という研究を見てみましょう。

この研究では、世界各国の25万人に自分が行っていることと、そのときに感じた幸福度を点数で評価してもらいました。

そして、どんなときに人が幸福だと感じたのかということを分析しました。

これらの研究を通して、２つのことが立証されました。

ひとつ目は、**目的・目標をもって生きることが幸せをつかむには欠かせない**ということ。

もうひとつは、**ぼんやりと過ごしていては幸せを感じにくい**ということです。

ぼんやりと過ごすというのは、いま起きていることに集中するのではなく、起こっていないことをぼんやり考える、または何も考えていないような状態。

恐ろしいことに、**人は起きている時間の約47%を現在起こっていることではなく、夢想に使っているという結果が出ています。**

つまり、現在起こっていることに頭を使うのではなく、過去に起こったこと、これから起こること、もしくはこれから起こるかどうかもわからないことに頭を使っているのです。

そして、**この現在起こっていることに頭を使っていない時間は、幸せホルモンの分泌を妨げ、幸せでない気持ちに大きく関わっていることがわかっています。**

なお、このハーバード大学の研究に参加することができます。〝track your happiness〟と検索すればwebサイトが出てきますので試してみてください。

これらの研究からも、「目的・目標をもち、無為に過ごさないこと」が、脳を含む健康及び幸福に対して重要であることがわかるでしょう。

コロナ禍後に急増した「目的を見失った」管理職たち

日本の複数の企業を担当する産業医からこんなことを聞きました。

コロナ禍後、特に管理職の人たちから、「目的を見失い、前向きな気持ちになれない」といった趣旨の相談が増えたそうです。

もちろん、うつなど、治療の必要なメンタルヘルスの不調を疑う症状を訴える人も中にはいますが、多くが治療が必要というよりは、**脳のコンディションの問題に結びついている**といいます。

新型コロナウイルス感染症の流行により、価値観が変わり、その価値観と従来の働き方がマッチしない人が増えてきたようです。

「ハードに働くことへの違和感」「出世競争への疲弊感」、さらに、「自分には仕事以外何もないという現実への絶望感」「人間関係の希薄さ」……そのミスマッチはさまざまです。

そうしたミスマッチを、前向きに現状を変えることへのエネルギーに変換できている人や自身で消化できている人もいる一方、そうでない人も多いようです。

もちろん個人にもよるので一概には言えません。

しかし、**脳のコンディションの問題のレベルで対策が取れると、燃え尽き症候群やうつなどの深刻な状況に発展することを予防することもできる**ようです。

特に日本の場合は、脳やメンタルの症状への偏見が強く、「家族に連れてこられるまで医療機関を受診しない」というのも社会問題としてあります。

なるべく脳のコンディションを整えて、自分でできる予防をしておくというのが重要なようです。

小さな目標を設定するほどのエネルギーがない！
設定してもワクワクしない！

「人生に目的・目標をもち、無為に過ごさないことは大切だ」

これが、脳のコンディションを整えるという意味でも大切なことだとお話ししてきました。

ここで、みなさんもこう思ったかもしれません。

「よくビジネス書や自己啓発書でも提唱される、人生にミッションやヴィジョンをもち、ヴィジョンボードを作り、やりたいことリストを作り、毎日目標に向かって努力を重ねる……そして感謝の気持ちを忘れず前向きに……。これが大切だということはわかってはいるけれど、実際は難しいんだよね」

よくわかります。私自身、病気になる前でも、「人生にミッションやヴィジョンをもって」「ヴィジョンボードを作りましょう」という話を、読んだり聞いたりするだけで気疲れしてしまうたちでした。

そして私の場合、入院することで、目的意識をもつことや前向きになることの難しさは、決定的になりました。

いきなりの長期入院によって、仕事で設定していた目標に到達することが難しくなったのです。

目標を修正しようにも、術後も終わりのない後遺症に悩まされ、どう修正したらいいのかすらわかりません。

論理的に考えると、小さな目標をもって前向きにそれに取り組むことが大切だとはわかっています。ご飯を残さず食べる、治療薬をきちんと飲むなどの小さな目標を設定することが有効とは、よくいわれることです。

でも正直、そういうよくいわれる方法ではなかなか前向きになれなかった。それが入院時でした。

そもそも小さな目標を設定するほどのエネルギーがない、そして設定してもそれにワクワクしない、というのが原因でした。

毎日病棟のベッドの中で、超絶ひどい頭痛を抱えながら起き、「さあ、今日の目標は……」と前向きに考えられるメンタルを私はもち合わせていませんでした。

無理やり、「今日はご飯を残さず食べよう」と目標を決めたところで、まったくもってそれにワクワクもせず、逆に「全然やる気はないけれどやらなくてはいけない『ToDo リスト』」のように感じられます。前向きというよりも、もはや後ろ向きな気分になっていました。

そのほかにも、一日の終わりに感謝することを書き留める「感謝日記」なるものも試しました。

これは病院でもときどき患者に勧められる方法で、日常の小さなことに感謝の気持ちを抱くことでオキシトシンの分泌を促すというものです。

メカニズムはわかっていたのですが、私の場合は、当時感謝よりもネガティブな気持ちが強く、**「感謝すらしない自分」に対して自己嫌悪に陥りやめました。**

当時は、毎日こんな言葉が頭の中をめぐっていました。

「何かをやりたいわけではない、というか何もやりたくない」

「特にワクワクすることもない」

「ワクワクを起こすためには何かしないといけない」

「でも疲れて何もしたくない」

「ああ、もう考えることも疲れた。少し寝よう」

「起きたらまた単調な日の続きだ」

『プラダを着た悪魔』からひらめいた前向きになれる方法

入院中、退屈だったので、仕方なく映画やドラマをつけっぱなしにしていました。

集中力が低下していたので、自分で見る映画を選んだというよりは、映画チャンネルをつけっぱなしにしていたという超受動的な感じです。

そこに、メリル・ストリープとアン・ハサウェイが出ている『プラダを着た悪魔』が流れていました。

これはメリル・ストリープ演じるファッション雑誌編集長とアン・ハサウェイ演じる田舎出身の新入りのアシスタントの話です。

アン・ハサウェイ演じるアシスタントは、最初はファッションにはなんの興味もなかったのですが、どんどんファッションの面白さに目覚めていく、という内容です。

これを流し見していたときに、ふと「おしゃれをしたい」と思いました。

その日の私は、すっぴんで髪もボサボサ。

当時、病気により見た目も変わり、鏡を見ると嫌でもそれを直視しなくてはいけないので、鏡を見られませんでした。

鏡も見られないので、服装も適当ですし、化粧もしていなかったわけです。

それなのに、その映画を見ていたときに、なぜだかわからないのですが、ふと「**このファッション雑誌編集長（メリル・ストリープ）がいまの私の立場だったら、どんな行動をするだろう」と思ったのです。**

「入院したらどんな格好をするだろう?」
「どんな立ち居振る舞いをするだろう?」
「どんな言葉をお見舞いの人にかけるだろう?」
「どうやって入院中の時間を使うだろう?」
そんな妄想をしました。

そうした妄想がドーパミンを分泌し、ワクワクを引き起こし、少し前向きな気分になりました。

少なくとも、このぼろぼろのTシャツと短パンは着替えよう。

きっとこの編集長なら、病院着もパリコレのブランドだろうと思いました。そこで、ぼろ雑巾のようなTシャツをお気に入りのCFCLのタンクトップに着替えました。そして、それまで穿《は》いていた20年くらい前に買った短パンを、これまたCFCLのニットパンツに着替えました。

これだけで、少しドーパミンが出て、気持ちが前向きになりました。

入院中でメンタルが底辺の状態ですから、そこから人生が180度変わったような劇的な変化ではありませんでした。

でも、数%でも前向きな気持ちになれたことは、当時、大きな勝利でした。

これが、私が「テーマ」を決めることで前向きになる方法に出合った最初です。

前向きになる「テーマ決め」❶
『ドクターX』のキャラになりきる外科医の友人

「テーマ」というのは、自分がワクワクして、主体的な気持ちになるものであればなんでもいいでしょう。

映画のイメージが浮かびやすい人は映画の主人公でもいいですし、漫画のセリフでもいいですし、音楽だっていいわけです。

「大好きなあの映画の主人公だったら、どう振る舞うだろう」

「あのスローガンに合う私だったら、いまどんな時間の使い方をするだろう」

「あの歌に似合う私だったら、こんなときにどう対処するだろう」

それはその週のテーマでも、その日のテーマでも、その時間のテーマでも、その一瞬のテーマでもなんでもよいのです。

目的は、思考を転換し、前向きになり、行動を主体的に変えることなのですから。

一日中その気分になれなくたって、ふとした一瞬に思い出して、少しでも前向きな気持ちになれれば、脳科学的には大成功です。

漫画や小説、ドラマの主人公は、わかりやすいテーマです。

私の友人の外科医は、医局の面倒なやり取りにエネルギーをもっていかれそうになると、**「ドラマ『ドクターX』の主人公・大門未知子になりきって自分のコントロールできることに集中する」**と言います。

また、私は入院中、『賭博黙示録 カイジ』（福本伸行著／講談社）を再再読していたので、そのセリフもよくテーマにしていました。

「先を見なくていい……！ 目の前の一歩が全て……！ この小さな一歩を……ただた

だ……積み重ねていけばいい……！」

「人間には二種類いる……土壇場で臆して動けなくなってしまう人間と そこで奮い立つ者と……」

いま読んでも、奮い立つセリフばかりです。

当時の状況を、「脳腫瘍という詰んだ感満載の状態からどう這《は》い上がるか」というゲームとして前向きにとらえることに役立ちました。

前向きになる「テーマ決め」❷

爆風スランプの「Runner」が注射の〝入場ソング〟

スローガンも、ゴロがいいのでおすすめです。

たとえば、**以前の資生堂のコーポレートメッセージ、「一瞬も 一生も 美しく」というのも好きなテーマです。**ゴロがいいですし、一瞬が一生に続くというコンセプトも前向きになれます。

私がオンラインで毎朝レッスンを受けているヨガでは、「その日のテーマ」を共有してくれます。「Choice」がテーマの日もありました。

自分でテーマを考えることが面倒な日は、このヨガクラスのテーマをそのまま拝借しています。もちろん、自分で考えるよりもコミットメントは下がりますが、ないよりはよいかなと思っています。

ポジティブなイメージを刷り込まれているテーマを何度も体験していると、そのテーマを聞いただけで、反射的にドーパミンが出て前向きになれるようになります。

たとえば**私は、音楽もしばしばテーマとして使いました。**よくスポーツ選手が試合の際に入場ソングをかけますが、あのイメージです。

入院中、脊椎や筋肉に注射をしなくてはいけなかったのですが、これが本当に痛いのです。

何も対策をしないと、痛さで、ネガティブな気分にもっていかれます。

そのため、**私の中でドーパミンが最大限に出る爆風スランプの「Runner」を注射の〝入場ソング〟にしていました。**

「Runner」は、学生時代のスポーツ大会のリレーのとき毎度流れていたのです。そのため、これを聴くと未《いま》だに「パブロフの犬」のようにドーパミンが出るのです。

ドクターが注射針を持って現れたら、イヤホンで爆音の爆風スランプ「Runner」を流します。

潜在的にもこの音楽を聴いたら、気分が上がると刷り込まれているので、**注射を終えると、何も考えずとも毎度「何かに勝った」ような気分になっていました。**

ドーパミン及びオキシトシンの両方に働きかける「種まきをする」

毎日テーマをもちながら過ごしていると、少しずつですが、前向きな気持ちにはなってきました。

もともとがマイナスのスタートだったので、スキップしてルンルンというほどではないですが、毎日ベッドから起き上がる元気は出てきました。

次に私が直面した課題が、「ベッドから起きたはよいがやることもないし、つまらない」ということです。

当時よく、「この年齢で、この場所に、この脳腫瘍ができることなんて確率的にほぼあり得ないのだから、何か（確率的にあり得ないような）楽しいことが起こらないかな」と思っていました。ロジックは破綻していますが、それくらい入院中は特にイベントもなくつまらなかったのです。

しばらく、「何か楽しいこと起こらないかな」と他力本願でグダグダしていました。しかし、行動を何も起こしていなかったので、もちろんそんな楽しいことなど起こりません。

そうした他力本願の時間をしばらく過ごした後に、さすがにこのままだと凋落《ちょうらく》すると思い、私が行った取り組みというのが「種まきをする」です。

種まきとは、「自発的に変化を起こすための行動を取る」ということです。

たとえば、あこがれの仕事を見つけたら、その仕事をしている人に話を聞いてみる、その業種の会社の説明会に応募してみる、などです。

私もこれによって、自分を主人公として、前向きに物事に取り組めるようになったのでご紹介します。

この方法は、**脳科学的にも、ドーパミン及びオキシトシンの両方に働きかけるので効果は絶大です。**

そもそも、目標や前向きさがないと、ドーパミンが出にくいのです。

しかし、ドーパミンがないと、前向きにもなりにくいという悪循環があります。

そこで、ドーパミンを求めて、大量飲酒やギャンブルに走ってしまうと、一時的には前向きな気持ちになれるかもしれませんが、酔いがさめればまったく変わっていない状況に気がつくことになります。この悪循環に立ち向かうのが「種まきをする」という取り組みです。

なるべく**他者と関わる種まきをすることで、心の触れ合いによって分泌されるオキシトシンも出すことができます。**

具体的には、ひたすら何か変化を起こすための「種まきをする」期間を設けるのがおすすめです。

つまり、**「自発的に変化を起こすための行動（種）を取る（まく）」**ということ。一度、期間を設けて種をまきつづけると、種をまくという思考と行為が習慣化されます。

ビジネス書などでも「行動がすべて」とはよくいわれており、行動が状況打破のカギであることはイメージがしやすいでしょう。

ただ、脳のコンディションがあまりよくないときや、気持ちが落ち込んでいるときに、「行動を起こせ」と言われてもなかなか難しいですね。

また、中途半端に1、2個の種をまいても、確率論的には特に変化が起きない場合が多く、あきらめてしまいがち。

しかも、行動を起こすことはそれなりに体力も気力も必要。体力を無駄にせずに、変化を生み出し、それによりドーパミンを出し……というよい循環にもっていくには、種のまき方に工夫が必要です。

脳科学から考えた一番効率的な種のまき方

この種をまくという施策を始めたのは、先にもお話ししたように、入院中、変化がなさすぎてつまらなすぎたことがきっかけ。

まず、ビジネス書にもよくあるように「そうだ、行動を起こそう」と思い、いろいろ試しましたが、初めからすんなりいったわけではありません。

種の数が少なすぎたり、芽が出るまでの時間がかかりすぎたりといった失敗をし、そもそもの目的である「ドーパミンとオキシトシンを出して、前向きに」から遠ざかってしまったことも。

そうして、脳科学の視点から、施策を改善していったのがいまの形です。

結論からいうと、脳科学的に一番よいのは、期間を決めてかつ短期決戦で、大きさの異なる種を大量にまくこと。そして、少し放っておく。その後芽が出はじめたら、きちんと水をやり、育てて、丁寧に収穫します。

くわしくお話ししていきましょう。

まず「よい種」になるのは、**多少なりともワクワクすること**です。

加えて、**ひとつの種をまくのに時間をかけすぎないこと。**

芽が出て花が咲いて収穫できるまでの**道筋が、ある程度見えやすいこと**です。解像度が高いともいえます。

芽が出るというのは何かしらのリアクションが起こる、そして収穫するとは成果を得られることを想定しています。

収穫までのイメージをもつことは難しい場合が多いですが、せいぜいどんな花が咲きそうかのイメージはもてた方がいいでしょう。

また、できれば複数の種類の種、かつ花が咲く時期が異なる種を植えるとワクワクが長続きします。

種をまくのに数か月もかかっていたら、さまざまな種をまけないので、**5時間以内にはまける種が理想です。**

もし芽が出るまでに数か月もかかる花の種をまきたいときは、それだけではなく、もっと短時間で芽が出る種も同時にまいておくとよいでしょう。花壇を作るときと同じですね。

毎日5個の「種まき」をした私の取り組み例

退院してしばらくは、**毎日5個何かしらの種になりそうなアクションを起こしてみる**ということをしていました。

2週間くらい毎日種をまいて、2か月くらい休憩して、また収穫物がなくなってきたら、2週間くらい毎日種をまいて…ということをしていました。

毎日5個の種をまくと、週に35個の種がまかれます。

35個の種がまかれると7個くらい芽が出て、1、2個くらいは収穫できるイメージです。もちろん、経験によって収穫率は上がります。

まずは、私が入院後しばらくして、少し元気が出はじめたころにまいていた種を見ていきましょう。【　】の中に、種をまく際に考えていた花のイメージも追記します。
この本でご紹介するためにすべて仮名にし、また多少の脚色はありますが、イメージはもっていただけるでしょう。

9月11日

1 同僚のボブに、治療からの仕事復帰後、クライアントの紹介について協力を仰げないか聞く【クライアントを紹介してもらえたらよいが、そうでなくても自分の復帰を伝えることは有意義】

2 同僚のメリーに、マタニティ休暇から復帰するときに、どのように周りの助けを得たかを聞くために時間をもらう。これをもとに自身の手術による休職からの復帰に役立てそうな取り組みを考える【具体的な学びがあれば

よいが、なくても起こり得るチャレンジなどが聞ければ有意義】

3 患者会が主催する復職相談セッションに申し込む。セッションで復職に対してもっている懸念が解決されたら……【懸念がすべて解決されることは難しいが、話を聞いてもらうだけで楽になるかも】

4 元同僚のリンに、シンガポールへの移住とジョブマーケットの状況について相談に乗ってもらえないか連絡をする【数年後移住をする可能性があることを考えて、そのオプションの解像度を上げたい。リンに他の移住者も紹介してもらえたらベスト】

5 昇進が決まった他社のナタリーに、お祝いのはがきを送る【長期的な、信頼関係を構築していきたい】

9月12日

1 世界的権威の脳外科医のアレックスに最新の脳腫瘍治療についてコールドメール（面識のない相手に連絡すること）で質問をする【返信が来る確率は低いが、返信が来ればいままで手に入れられなかった情報が得られる】

2 ブッククラブに申し込む【応募者は全員参加可能なので、次回のブッククラブに参加し、友人と楽しい時間を過ごしたい】

3 退院後のピラティス教室のクラスを予約する【しばらく休んでいたピラティスのクラスを予約することで退院後の楽しみにしたい】

4 ヘッドハンターのエイミーのメールに返信をして話を聞く【長い目で見たときの転職の可能性を考えて、市場の話を聞きたい】

5 脳腫瘍の論文を書いたリーに話を聞かせてもらえないかコールドメールを送る【返信が来る確率は低いが、もし来た場合、有意義な議論ができそうなので、可能性は低いがワクワクする種としてまく】

いかがでしょうか？　私はこのように日々種まきをしていました。

自己肯定感が下がる前に気づきたい確率のこと

ここで、陥りがちなつまずきを紹介します。

よくあるのが、まく種の数が少なすぎるという点です。これは、期待値の不一致ともいえます。

種の種類にもよりますが、一般的に、行動の種をまくと、そのうちの2割くらいが何かしら次につながって（芽が出て）、さらにその2割くらいが最終的な成果につながる（収穫する）イメージです。

「全体の数値の8割は、全体を構成する要素のうちの2割が生み出している」という「パレートの法則」と似たものがあるようです。

大雑把にいうと、**100個の行動を起こして、次につながるのが20個、最終的に成果になるのが4個のイメージです。**

よくありがちな落とし穴が、1、2個の行動を起こして、何も変化が起きずにあきらめてしまったり、自分を責めてしまったりすることです。

1、2個の行動で変化なんてそう簡単には起きません。

それを理解せずに、気が向いたときに、1、2個の行動を起こして何も起きずに自己肯定感が下がる、というのは、**「統計学的にも脳科学的にも当たり前のことが起こっているだけ」**。ですが、ありがちなつまずきです。

ピカソが生涯約15万点の作品を制作したというのは有名な話ですが、ピカソではなくても（むしろピカソではないからこそ）、ある程度の数の種をまく必要があります。

種の数が少なくて芽が出ないという当たり前の状況に直面して、それが能力ではなく確率の問題だと気づかずに自己肯定感が下がっている状況は、非常にもったいないです。

短時間で幸せホルモンを分泌せよ！

次によくあるのが、長期間少しずつ行動を起こしても、変化が起きるまでに時間がかかりすぎて、前向きな気分になれないという点です。

幸せホルモンの特性を考えると、落ち込んでいるときに関しては、なるべく早く変化を起こして、分泌を促すことが重要です。

その変化は小さくてもいいのですが、わかりやすい変化であることが重要です。

ただ、毎週ひとつずつ行動を起こすことをしていれば、先ほどの確率を考えると、ひとつの変化を起こすのに25週かかります。そんなに幸せホルモンの分泌を待っていたら、その間にさらに落ち込んでしまいます。

最後に、そもそも芽が出にくい種をまいている、ということもあるかもしれません。

種まきの目的は、前向きになり主体的に行動することです。それをできれば短期的に。

そこでカギになるのは、それなりの確率で短期間に何かしらの芽が出そうな種をまくことです。

収穫できるかどうかわからない場合が多いですが、そもそも芽が出なければどうにもなりません。芽が出るまで、できれば花が咲いて、実がなって収穫するまでの道筋がイメージできている種をまきたいものです。

たとえば、「有名人の◯◯と知り合いになって△△をしたい」という収穫をするために、「有名人の◯◯にインスタのダイレクトメッセージを送る」という種をまいても、返信が来る確率は低いでしょう。

次に「TOEIC900点」という収穫をするために、「英語の勉強を1時間する」という種をまく例も見てみましょう。**悪くはないですが、脳科学的には、種から収穫物への解像度が低く、幸せホルモンの分泌量を最大化する種とはいえないでしょう。**

この場合は、「毎日TOEICのミニテストを友人と一緒に同じ時間に受けて、8割の点数を取れるようにする」「毎日習った単語を使ってエッセイを書いて、SNSに投稿する」などの方が解像度は高いといえますね。

さて、脳科学的に「前向きになる」ためには方法があることがご理解いただけたでしょうか。

私がここに書いたのは一例で、ほかにもいろいろな方法があるでしょう。**絶対的に正しい方法はありません。「自分に合った方法」があるだけです。**みなさんもいろいろ試して、自分に合った方法を見つけてください。

ちなみに、この本の出版経緯も、そんな小さな種まきからです。

もともとは、異なる種をまく予定で、医師の知人に連絡して脳腫瘍の話や学びを共有したところ、「いまの話、面白いよ！」と言われ、盛り上がった流れで企画書を作成して……と話がどんどん進みました。

やっぱり種はまいてみるものですね。

4章

脳を守るためにも
とにかく「孤独」を脱出しよう

「孤独」は大量のタバコや飲酒と同レベル

「バージョンアップした自分になっての仕事復帰」

当初からのこの目標は3章までにお話ししたことを実践していく中で、ほぼ達成できる目処《めど》が立ちました。

しかし、欲張りな私です。「今後の脳のコンディションに対するリスクファクター」への対策も取ってしまおうと考えました。

そこで一番に思い浮かんだのは、**世界保健機関（WHO）でもたびたび問題になっている「孤独」でした。**

「一日15本のタバコ」

「依存症レベルの飲酒」

こう聞くと、「健康に悪そう」とほとんどの人が思うのではないでしょうか。

しかし、それと同等、もしくはそれ以上に健康に害がある「孤独・孤立」に関しては、健康に悪いものと認識している人は少ないのではないでしょうか。

社会的孤立は一日に15本のタバコを吸うことやアルコール依存症と同じくらい、健康に害があるといわれています。

アメリカ公衆衛生局長官のヴィヴェック・マーシーも、**「孤独は21世紀のタバコ」とらえ、タバコと同等の健康被害**としてその影響を危惧しています。

イギリスが「孤独担当大臣」を置いた理由

世界保健機関（WHO）は2023年に、社会的孤立を「差し迫った健康上の脅威」と位置づけました。

社会的つながりを優先事項として促進し、あらゆる国々における解決策の規模拡大を加速させるために、「社会的つながりに関する委員会」を発足させました。

この委員会は、孤独の蔓延《まんえん》を世界的な公衆衛生の優先的課題として認識し、社会的つながりに関する取り組みの支援体制を整えることを目的としています。

2018年に、イギリスにおいて世界で初めて「孤独担当大臣」が置かれました。それに先立ち、イギリス政府は孤独問題に対し、30億円近い予算を計上しました。ここまで本腰を入れたのは、孤独が医療費や経済を圧迫しかねないからです。

ロンドン・スクール・オブ・エコノミクスが2017年に発表した研究によれば、孤独がもたらす医療コストは、10年間で国民ひとりあたり約85万円です。

公的医療が無料のイギリスでは、地域の初期診療を担う総合医療医のもとにさまざまな患者が訪れます。

孤独に悩んで医師に話を聞いてほしいと受診するケースも多く、**「診察の2割は医療が必要なのではなく、孤独に悩む人」**という報告もあります。

核家族化、高齢化、都市の人口集中などを抱える日本においては、孤独・孤立が今後も進んでいくと考えられます。

日本でも2021年に、世界で二番目となる「孤独・孤立対策担当大臣」が任命されました。ＮＰＯとの関係の強化や実態把握調査、情報発信などを行っているようです。

2023年に実施された内閣官房による調査では、20～50代において孤独感が、「たまにある」「ときどきある」「常にある」と答えた人の割合が他の年代よりも高く、その割合は約45％に上りました。**男女別で見ると、男性では30代及び40代で、女性では20代で高いという結果になりました。**

また、ＯＥＣＤの調査によれば、友人、同僚、その他のコミュニティと「ほとんど付き合いがない人」の割合は、日本では約15％。

平均の2倍以上。加盟国のトップでした。

アメリカやオランダ、ドイツなどでは3、4％でしたので、日本の突出した人とのつながりの希薄さが示されています。

孤独は、脳に関わる病気も含む生活習慣病と大きく関係があります。

会話がなく長時間過ごしていると、使われていない脳の神経細胞が少しずつ衰えて

しまいます。

他者と交流がない孤独状態になると脳のコンディションが下がり、将来的には認知症などのリスクが高まります。

つまりは、孤独の脳に対する影響は、現在の脳のコンディション低下に加え、将来的な認知症などへのリスクにも及ぶのです。

そもそも、孤独・孤立というのは人間を含む多くの動物の脳にとって、とても不自然な状態です。

人間というのは本来、子孫を残すという目的がプログラミングされた動物であり、**社会とつながりをもたずに過ごすことは、不便なだけではなく命を脅かします。**

人間は昔から、食べ物を得ることも、子孫が繁栄することも、他者とのつながりに大きく依存していたのです。それゆえに、人間は、孤独・孤立に対して苦痛を感じるようプログラミングされています。

そう考えると、**孤独・孤立が、人間として不自然な状態であり、思考力や判断力に影響を与える**こともうなずけるでしょう。

孤独は認知症の発症率を8倍にし、死亡率を30％高める

近年、さまざまな孤独とその健康リスクに関する研究が行われています。

スウェーデン・カロリンスカ研究所が、ストックホルム在住の75歳以上の高齢者1000人以上を3年間追跡調査した研究があります。

この研究では家族や友人が多い人に比べ、**他者との交流が少ない人は、認知症の発症率がおよそ8倍にもなるという結果が出ました。**

また、「ハーバード研究」という脳科学分野で重要な研究があります。

1938年から続けられている大規模な調査です。ハーバード大学卒業生を含め、ボストン近郊の富裕層や貧困層、子供から大人まで、生活状況や健康データを継続的に集め、**約10年ごとに幸福度などを調査したもの。**

対象者は2024年現在、約2600人に上ります。

この研究からは、多くの発見があり、複数の本も出版されていますが、ひとつ大きな学びとして挙げられているのが、孤独と健康に関する相関です。

よい人間関係は、心臓病や糖尿病、関節炎の発症を抑制し、一方、孤独感は、1年あたりの死亡率を約30%も高める結果になったといいます。

孤独を感じやすい職業として、医師、弁護士そして経営者が挙げられています。

これらが挙げられていることからもわかるように、**人と仕事上の会話があることは、孤独でないこととイコールにはなりません。**医師も弁護士も、患者、コメディカル、クライアントなどと一日中話している職業です。

南極に長期赴任した人の脳は縮んでいた

孤独は脳に器質的な変化すらももたらします。

脳のＭＲＩ画像を使った研究では、**社会的に孤立した人は記憶力や反応といった認知能力が低く、脳の多くの領域で灰白質の体積が少ない**こともわかりました。

灰白質の体積が少なかった部分には、音の処理や記憶に関わる側頭葉、注意力や複雑な認知タスクに関与する前頭葉、学習と記憶に関わる海馬など、認知能力と深くつながる領域が含まれていそうです。

２０１９年に南極に滞在する遠征隊員をサンプルに行われた孤独に関する研究があります。これは、９人の南極に滞在する遠征隊員（14か月滞在）と、彼らの脳を比べたものです。

南極というのは超がつくほど孤立したところ。特に基地局に駐在する人は、その人たち以外とのつながりはありません。もちろん、家族と離れての駐在です。

そんな南極に14か月滞在した駐在員の脳を調べたところ、記憶を司《つかさど》る海馬は約７％小さくなり、また脳細胞の再生を司る脳由来神経栄養因子（ＢＤＮＦ）は45％減少していたそうです。

また、意思決定や問題解決を司る前頭前野の重量減少も一部に見られました。

なお、この現象は、南極から帰って1か月半の時点でも続いていたそうです。

また、2022年に発表された、平均21歳の1336人を対象に、脳の画像をもとに孤独を研究したものがあります。

ここまで大規模な孤独の研究はあまりないので、とても興味深いです。

これによるとアンケートの結果、孤独だと答えた人は、孤独でないと答えた人に比較して、社交性を司る前頭葉の左側及び頭頂葉の上部の活動が減少していたことが発見されました。

つまりは、**孤独な人は、社交性を司る部分の脳を使わないため、その活動が減少するのです。**

なぜ、人にはつながりが重要なのか？

社会的なつながりがなぜ脳によいのか、ここでまとめてお伝えしましょう。

●気分のよい会話は、脳内のセロトニン、オキシトシン、ドーパミンなどの幸せホルモンを放出させ、**健康や幸福感を高める**

●人と話をすることで、**脳細胞を使い、脳の萎縮を防ぎ、脳の老化に伴う認知症などの症状を遅らせる。**単調な脳細胞の使い方よりも、幅広い年齢の人と幅広い話題の会話を行うことがよいとされる

●人はポジティブな情報よりもネガティブな情報に注意を向けやすく、記憶にも残りやすいというネガティビティバイアスがある。そのため、**ひとりでいると思考はネガティブな方に傾いてしまうため、人と話すことでそれを止めるようにする**

精神科医の間でよく言われているアドバイスがあります。

それは、**精神科医というのは「人の話を聞いてあげることが一番大事」**というアドバイスです。私自身は精神科医ではありませんが、何人かの精神科医から聞いているので、広く伝えられているようです。

引きこもりやうつの人にとっても、定期的に診察室に来て話すことは、とても価値があると臨床的にも考えられています。

自分の話を聞いてくれる人がいないと、感情が鬱積し、どんどんネガティブな方に傾いてしまいます。

わずかな時間でも話す相手がいれば、感情や思考の流れがどんどんネガティブな方に傾いてしまうことを防げます。

患者の話を聞くことを徹底させた心理療法というものもあります。

アメリカの臨床心理学者であるカール・ロジャースが提唱した「クライエント中心療法」と呼ばれるものです。

彼は、カウンセラーにはたくさんの知識や権威は不必要であり、**患者の話に対してどれだけ無条件に心を開き共感的な姿勢を示せるかが大事である**としていました。

もちろん、これは数ある主張のうちのひとつ。

すべての患者に当てはまるわけではないでしょうが、**話を聞くだけで症状が改善する患者が多い**というのは、精神科医の中でよく言われている事実です。

ただ、情報過多の現代で、話をじっくり聞いてもらえる機会というのは少なくなっているのではないでしょうか。

人類が30万年かかり蓄積した情報量に匹敵する情報量が、現代においてはたった約3年の間に生まれるという統計があります。

また、２０１２～２０２２年の間に、世界の情報量は10倍以上になったといわれています。

しかし、私たち個人の情報消費スピードが10倍以上になったかといえばそうではありません。つまり、**情報量は驚くほど増えているのに、消費量はそれに追いついていないということです。**

また現在の情報は、テレビのテロップやショート動画にも見られるように、理解しやすいもの、そしてすぐに満足感を得られるものであふれています。

このような世界において、人に話を聞いてもらう、さらに人の話を聞く、ということは簡単ではありません。

なお、人との交流という意味では、**できるだけ五感が刺激され、セロトニンが分泌されるような交流というのがよいそうです。**

みなさんは、「オンライン飲み会」を経験したことがありますか。

私はコロナ禍にやってみました。

しかし、正直あまり充実した気持ちにはなりませんでした。これは、たぶん五感があまり刺激を受けていなかったからではないでしょうか。

リモートよりは対面で気の合う仲間と議論したり、一緒に食事をしたりする方が、幸せホルモンは多く出ることがわかっています。

中国では、家族が正月に餃子《ぎょうざ》を作って食べるといいます。

細かい作業で手を動かしながらおしゃべりをし、ニンニクの利いた熱い餃子をみなで食べるというのは脳科学的にも理にかなったことといえそうです。

孤独大国日本！
30代以降人間関係は希薄になる

学校を卒業すると、人とのつながりが希薄になる——。

これは、数多くの研究で知られていることです。

特に次のタイミングで人とのつながりが希薄になると実感する人も多いのではないでしょうか。

- 学校を卒業したタイミング
- 子供が生まれるタイミング
- 退職したタイミング

日本においては、相当の工夫をしない限りは、**30代以降にそして退職以降、人間関

係が希薄になる、もしくは人間関係が仕事や家族に依存するということが避けられないようです。

ソーシャルキャピタルという概念があります。

これは、家族以外のネットワークやボランティア、地域活動への参加などといった社会や地域における人々との交流やつながりを示す概念です。

社会のつながりを示す指標として近年注目されています。

２０２１年のランキングによると、**日本は１６７か国中、１４３位となっています。** イラク（１４２位）、ジンバブエ（１３７位）、ソマリア（１２９位）を下回っています。

トップ3は、北欧諸国が占め、1位デンマーク、2位ノルウェー、3位フィンランドとなっており、アジア最高位はシンガポールの10位です。

また、２０２０年に行われた「第9回高齢者の生活と意識に関する国際比較調査」という60歳以上を対象とした調査によると、**日本人で親しい友人がいる人の割合は、**

男性が48%、女性が66%でした。

これはアメリカ（男性79%、女性88%）やドイツ（男性85%、女性86%）と比べて低い結果となっています。

これらの結果からも、日本における社会的な孤立そして孤独の深刻さというものがうかがえます。

ロンドン・スクール・オブ・エコノミクスの研究者も、「50～70歳の日本人の多くが孤独を感じているが、特に男性にとってはより重大な問題。**男性の場合、仕事か家庭かの選択肢しかなく、配偶者やパートナーがいるかどうかで人生の満足度や健康に大きく影響を与えている**」と考察しています。

孤独が孤独を呼ぶ！
脳科学的に恐ろしい「孤独の蟻地獄」

脳科学的に恐ろしい「孤独の蟻地獄《ありじごく》」という概念があります。

一度孤独になってしまうと、再び人とつながることを、極端に恐れるようになることがわかっています。

本能的に、一度拒絶された・離れた群れに戻ろうとすることは、再び拒まれると命の危険にさらされる可能性があり、リスクを伴うからです。

それよりは、ひとりで生き延びていく方が安全だと無意識に思い込み、閉じこもりがちになるのです。

また慢性的な孤独感に置かれた人というのは、他の人の行動や発言に対して過敏になりがちです。〝被害妄想が膨らむ〟とでもいいますか……。

これも、本能的に群れに戻ることを恐れているからだと考えられます。

こうして、**一度孤独になった人は、さらに非社交的になり、孤独を深めていくという「蟻地獄的な悪循環」に陥ってしまいます。**

これは、研究でも検証されています。

178ページでお伝えした、2022年に発表された1336人を対象にした研究を見てみましょう。

この研究では、孤独な人はそれ以外の人に比べて、**周りの情報に敏感になりやすかったり、周りの反応から自分を守る働きを司る部分の脳の活動が多かったりする**ことがわかっています。これは、脳の補足運動野や中心前回と呼ばれる部分です。

孤独になっている人というのは、周りのネガティブな情報や少しのフィードバックなどにも過度に反応してしまうのです。

以上のことからも、なるべく早くから孤独・孤立に対して対策を取ることの大切さがわかるでしょう。

患者はいかにして「孤独の蟻地獄」に陥るのか？

患者というのは、孤独になりがち。これはどの病気でもいえることでしょう。

それには主に3つの理由があります。

ひとつ目には、**医療従事者に自分の状況を理解してもらいにくい**ということがあります。

特に治療の副作用など、そこまで医療従事者が興味をもつインセンティブ（動機）がない場合は、話をきちんと聞いてもらえない、深刻さが伝わらない、という状況に陥りがちです。

「いくつもの診療科をたらい回しにされた」「気のせいとして片づけられた」など、悩みは尽きません。

また、特に地方に住んでいたり、希少疾患だったりして、担当できる医師も少ない場合、「医者に嫌われたくない」という気持ちも生まれ、心を開いて相談できる状況でなくなることも多いです。

2つ目には、**友人関係や職場の人間関係の変化**ということがあります。

友人を含む周りに、どこまで状況を伝えるのかということとも関係するでしょう。

これは、人それぞれで正解はなく、どんな選択をしたとしても完璧にはならない問題です。

私は医療従事者として、ステージ4のがんで最後の最後まで周りに告げずに幸せに亡くなっていた患者さんも見てきました。

また、早い段階から周りに体調が悪いということを告げ、周りの助けを得ながら治療に取り組んだ方も知っています。

周りに告げないと協力を得にくいという事実もありますが、告げたとしても余計な心配をかける、仕事では出世街道から外されるなどの不安もよく聞きます。

いずれにしろ、人間関係に変化が生じることは避けがたいです。


3つ目には、**いままでと同じような責任をまっとうすることが難しくなることによる社会との断絶**ということがあります。

それまでの勤務形態の維持が難しくなることからの離職、地域での活動からの断絶などが挙げられます。

これは患者に限った話ではないと思いますが、改善してきているものの、現在の社会は、働き方にまだ柔軟ではない業界も多いのです。

出産、子育て、介護、治療などでいままでと同じ働き方ができなくなったときに、すべての雇用先がそれを受け入れてくれるわけではないのが現実ではないでしょうか。私自身も医療従事者として、患者が、社会的なつながりから断絶されやすいということはわかっていました。

ただ実際に体験してみると、**「孤立→それによる被害妄想やネガティブな思考の増強→さらなる孤立」という蟻地獄に入ってしまうことの容易さと、そこから抜け出すことの難しさを実感しました。**

参考までに、私が患者になって学んだことを共有します。

患者になった私が実感した「プロに話を聞いてもらう」重要性

まず、治療中、親しい人に依存した人間関係は、その人たちの負担が増えるということです。

私の場合、病気については、当初は親しい２人にしか伝えていませんでした。

それにより、特に周りへの負担も大きい診断期において、その２人への負担が大きかったといまになって思います。

そもそも、病気であることを伝えられた相手にとっても、初めて経験する「患者の親しい人」という立場である可能性が高いからです。

そういう状況であることを少し自覚し、**負担を分散させる工夫が必要であったかもしれません。**


次に学んだことは、**「話を聞くことが仕事の人」に助けを求めることの重要性です。**

どんなに親しい友人でも、親しき中にも礼儀あり。それなりに気を使います。

でも、お金を払いプロに話を聞いてもらうのであれば、マナーは守りつつも、少しはさらけ出せる方も多いのではないでしょうか。

意図せず多少感情的になってしまっても、相手はその対応に精通しています。

また、自分にとって初めての状況の場合は、その状況を過去に体験した、もしくは近くで見ていた人に話を聞いてもらうと、参考になることも多いです。

私は患者会に紹介され、2回ほど病気からの復帰を専門としたキャリアカウンセラーと話しました。

キャリアカウンセラーと2回話しただけでうっぷんも解消され、自分の課題も整理され、その後友人などにも相談しやすくなりました。

また、今後起き得る困難を、経験をもとに共有してもらっていたので、状況に振り回されることなく事前に対策が取れたと思います。

有料のカウンセリングやコーチングなどのサービスはいろいろありますし、あまり知られてはいませんが、無料のサービスも一部あります。

一部の患者会がそういったサービスを提供しています。

また、病気にかかわらず、自治体や職場などでもカウンセリングやコーチングを提供しているところもあるので、興味のある方は探してみてください。

もし、みなさんが患者という立場になったり、周りにそういう人がいたりする場合には、ここでお話ししたことを参考にしてください。

孤独の蟻地獄に陥るのは思ったより簡単で、抜け出すのは100倍も難しいのです。

少しでも、孤独の蟻地獄に陥る患者さんが少なくなることを祈って……。

「真の友人」か「利害関係の上に成り立っている友人」か？

〝Real friends or deal friends?〟

「真の友人か、それとも、利害関係の上に成り立っている友人か」

こういう表現を聞いたことがありますか？

利害関係の上に成り立っている友人が悪いわけではありません。この2つを混同しないようにしましょうね、というニュアンスです。

統計学的に見ると、女性は男性に比べて、特に何かしらの趣味や活動を共有しなくても友人関係を作れることが多いそうです。

対して、男性の友人関係には、何かしら共通の「活動」を伴うことが多いようです。

「仕事」「ゴルフ」「飲み会」（仕事が絡むものが多いですね）などです。

これは悪いことではないのですが、**友人関係のほとんどが仕事に結びつく場合、少し注意が必要です。**

仕事が上手《うま》くいかなくなったとき、転職をするとき、また退職をするときなど、いままであった友人関係が一気にゼロになる危険性があります。

リタイアした大企業の仕事人間が退職したとたんに社会とのつながりがなくなり、物忘れがひどくなったり、怒りっぽくなったり……というのはよく聞く話ですね。

先ほどお話ししたように、この真の友人と利害関係の上に成り立っている友人というのは、どちらがよい、悪いという話ではないのです。

ただ、利害関係の上に成り立っている友人しかいない、もしくは、こちらは真の友人だと思っているけれど、向こうは利害関係の上に成り立っている友人だと思っている人しかいない……などは問題です。

たとえば、「暇なときにだけ連絡する相手」は暇つぶしというdeal（取引）が成立しているのでdeal friends、つまり利害関係の上に成り立っている友人です。

仕事上の人間関係も、利害関係の上に成り立っている友人になりがちです。

いままでお話ししてきた人とのつながりによる脳への効用というのも、真の友人か、利害関係の上に成り立っている友人かで異なります。

利害関係の上に成り立っている友人とのやり取りでも、ドーパミンが出る場合は多いのですが、**オキシトシンやセロトニンなどの心のつながりによるホルモンは出にくいと考えられます。**

私がこの概念を心から理解し、行動を改めたのは病気になってからです。

病気という高い授業料を払いました。

脳科学的には親しい友人は2人いればいい

いきなり、「さあ、真の友人をたくさん作りましょう」と言われても、「小学生じゃあるまいし」と思う方もいらっしゃると思います。

脳科学的には、10人も20人も親しい友人を作る必要はありません。**2人の親しい友人、そしてその他の広く緩いつながりがあればよいのです。**

広く緩いつながりに関しては、別に困ったときに電話ができたり、定期的に会ったりするような関係性でなくてもかまいません。

アメリカ・ミシガン大学で、22~79歳の男女を対象に行われた研究によれば、2人以上の親しい友人がいる人は、それ以外の人に比べて幸福度が高く、またうつ病の発症率も低かったそうです。

2人のうちのひとりは、配偶者やパートナーでもよいとのことです。

簡単ではないけれど、ハードルは下がりますよね。

広く緩いつながりという意味では、オフィスの廊下で会った同僚との会話、子供を迎えに行ったママ友との情報交換といった、ちょっとした立ち話でもよいのです。

こういったちょっとした会話の欠乏というのは、ある種、現代社会特有であり、さまざまなキャンペーンが各国で行われています。

孤独・孤立対策担当室もあるイギリスでは、テレビ局のITVやBBCが、「ブリテン・ゲット・トーキング」や「クロッシング・デバイド」のような会話を促すキャンペーンを打っています。大金を費やしてキャンペーンを打たないと、会話が行われないというのは少し寂しい気もしますね。

知らない人と会話することのすごい効用

そんなに知り合いに会う機会がないという方もいるかもしれません。

心配無用です。

イギリス・エセックス大学に、ジリアン・サンダーストームという「**知らない人と会話をすることの効用**」を研究している学者がいます。

彼女によると、知らない人やちょっとした知り合いと会話をするだけで、孤独感がやわらぎ、また、人とのつながりが実感できて前向きになれるのだそうです。

一言二言のあいさつでも効果があるそうです。

そう考えると、廊下ですれ違ったときの「おはよう」や、ドアを開けてもらった際の「ありがとう」……なども、ちゃんとしようと思いますよね。

また、他者との交流が多い地域活動のボランティアなどが幸福度を上げる理由もうなずけます。

脳腫瘍になったとき、最初に入院したのは、イギリスの神経内科及び脳外科の病棟の8人部屋でした。

出張でイギリスにいただけなので、特に知り合いもいませんでした。

しかし、相部屋になった女性やその家族が、けっこう話しかけてくれました。

病院には暗黙の了解として、お互いの病名や素性は聞かないというのがありますから、そんな深い話ではありません。

「そのパソコンについているステッカー何？」「その洋服おしゃれね」「退院したらまずどこ行きたい？」

そんな他愛のない会話にどれだけ助けられたことか……。

レジで従業員の名札を見るだけでもオキシトシンは出る

私の友人で、いつもレストランに行くと、その従業員の名前を呼ぶ人がいます。

レストランでは、従業員は名札をつけているので、相手の名前を知ることができます。

たとえば、お礼を言うときには、「ありがとう」だけではなく、「ありがとう、ミシェル」といった具合です。

彼に、なぜそうしているのかと聞いたところ、**「名前を呼ぶのはタダだから、タダで相手が気持ちよく仕事をしてくれるなら、そうするべきだと思う」**と言っていました。

相手の名前を呼ぶという行為は、もちろん相手の気持ちをよくするということに対しても重要です。

脳科学的に考えてみると、呼んでいる自分の幸せにも役立つのです。

名前を呼ぶことで、相手とのつながり、社会とのつながりを感じることができ、それによりオキシトシンが出ます。

よくビジネスの場面でも「相手の名前を呼びましょう」といわれます。

もちろん相手の気分をよくすることや関係性を築くことにも役立ちますが、そうすることによって呼んでいる自分自身の気分もよくなるのです。

さすがにレストランやスーパーマーケットなどの従業員の名前を呼ぶのが難しいという人も多いでしょう。

その場合、**名札などで名前を見て認識するだけでも、その人とのつながりという恩恵を受けることはできます。相手とのつながりを感じることができれば、オキシトシンも出ることがわかっています。**

1回の笑顔はチョコレートバー2000本分の幸せの効果

人と一緒に時間を過ごすことのよい点としてもうひとつ挙げられるのは、**無理やりにでも笑顔になることで楽しさが生まれるということ。**

脳は五感から得た情報を取り込むと、その情報を理解し、判断し、行動をしようとします。

取り込まれた情報が最初に到達するのは、**さまざまな神経回路からなる「A10神経群」と呼ばれる部分**です。

ここは、好きや嫌いを司る側坐核《そくざかく》や表情を司る尾状核、自律神経を司る視床下部などがあり、いわば感情をコントロールするところです。

中枢に情報が通ったときに、「好きだ」「嫌いだ」「感動した」「面白い」といった判断をし、その情報に「タグ」をつける重要な役割を担っています。

ここで「楽しそうだ」「好きだ」のタグがついた情報は、脳がその後の処理においても好ましい結果を導き出してくれます。

私たちが、楽しい、面白いと感じるとA10神経群が活性化します。

楽しくて笑っているときは、A10神経群が活発に働きます。

カギはこのA10神経群の表情を司る尾状核と、好きや嫌いを司る側坐核がとても近くにあるということです（図5）。

そして、**この近さを利用し、私たちの脳を騙《だま》すことができるのです。**

つまり、特に楽しいことがなくても、笑顔を作るだけで、顔の表情筋の作用によって、尾状核が刺激されます。

さらに、**尾状核が刺激されると、その近くの好きや嫌いを司る側坐核も刺激され、楽しいというタグ付けがされるのです。**それによって、楽しい気持ちになります。

笑顔で人と接し、明るい顔でいるだけで楽しい気分になれるのです。

なお、**1回の笑顔は、チョコレートバー2000本分の幸せの効果がある**そうです。

図5 「尾状核」と「側坐核」は近いところにある

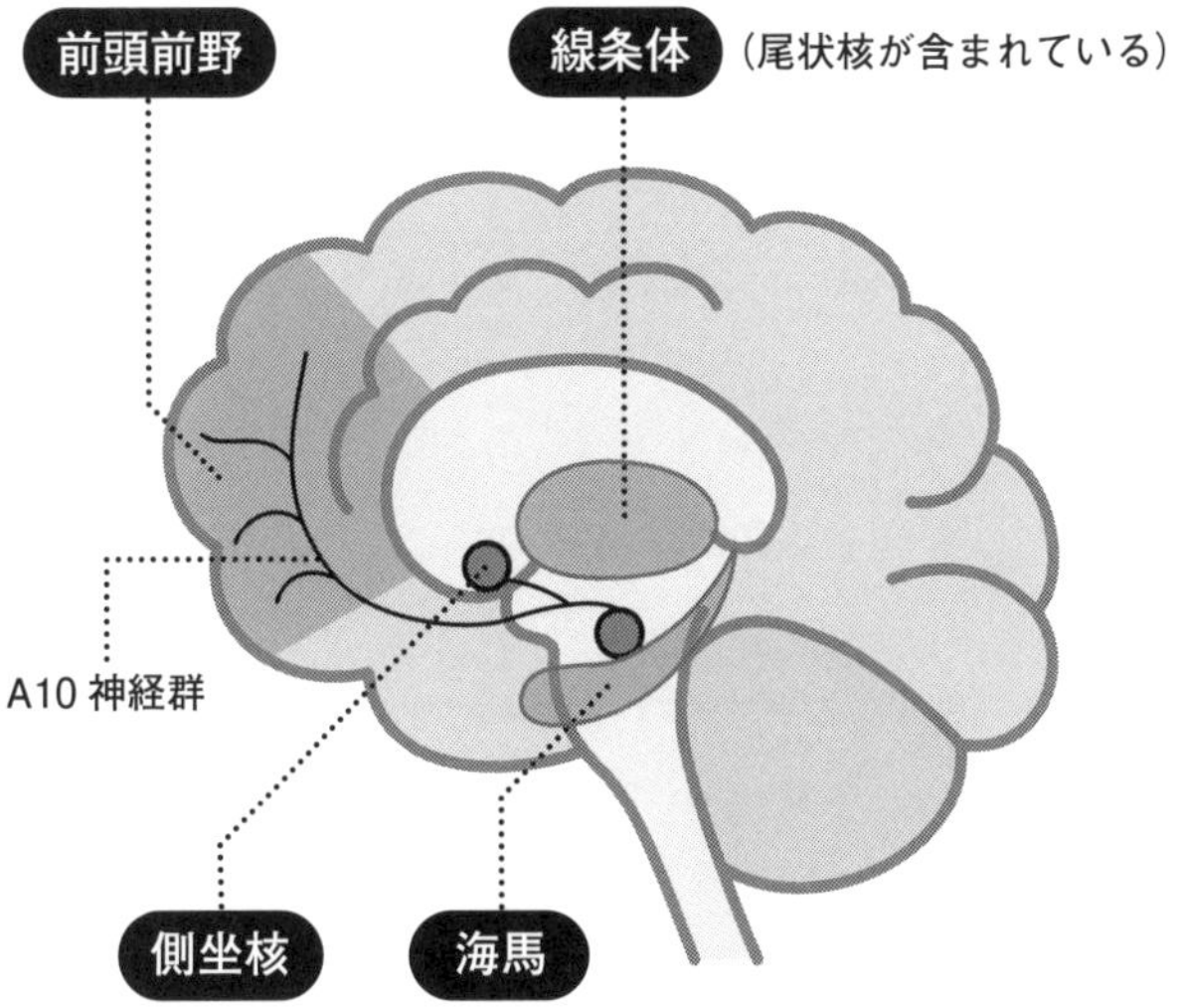

笑顔は、人間に与えられた〝最強の武器〟ではないでしょうか。

バージョンアップした自分になっての仕事復帰をかなえて

こうして、私は1年間の取り組みにより、当初目標としていた「バージョンアップした自分になっての仕事復帰」だけでなく、今後のリスク防止までして仕事復帰をしました。

1章から4章まででその取り組みの具体例は紹介しましたが、いろいろ取り組んでみて驚いたのは、**「いままで、こんなにもいまいちな脳のコンディションのまま仕事をしていたのか！」**ということ。

とはいえ、私は深酒もしていませんでしたし、睡眠時間も6時間は確保していました。特段、生活習慣が悪いというわけではなく、おそらく正規分布の真ん中あたりにいたと思います。

しかし、運動といえばストレッチや筋トレがメインでしたし、平日は長時間座りっぱなしで、ストレス発散のネットショッピングも多々ありました。

また、忙しいときは、目的意識なく目の前の仕事をこなしていたことがなかったともいえません。

1年間、脳のコンディショニングに包括的に取り組むことで、いままで以上に頭が働く、幸福度が高い、うっかりミスがなくなったなどの変化を実感することができています。

ぜひ、みなさんも、気になった取り組みから始めてみて、変化を実感してもらえたらうれしいです。

エピローグ

患者になったから見えてきたこと

自分の能力を疑う前に知ってほしいこと

書類作成に時間がかかるようになった。
あいまいな指示を出してしまうことが増えた。
忘れ物が増えた。
イライラして感情を抑えきれないときがある。
仕事への意欲が低下してきた。

目覚めがよくない。

……などなど。いままでお話しした通り、どれも脳のコンディションが疲労などにより低下した場合にも起こる現象です。

しかし、これらが脳のコンディションの問題である可能性を吟味せずに、「私は能力がないのではないか」「この仕事に向いていないのではないか」など、自分を疑う人を数多く見てきました。

退職届を出した人も知っています。

でも、それはとてももったいないこと。**ただ、脳のコンディションが悪いだけであり、その人の能力とはまったく関係ないのに……。**

特に日本では長時間労働も多く、属人的な働き方もまだあり、脳のコンディションは乱れがちです。

この本は、そういった自分に対する不必要な疑心暗鬼も減らせればよいとの思いで執筆しました。

脳のコンディションを整えるということはノウハウではなく姿勢

1章から4章まで、脳のコンディションの重要性及び、おすすめの方法を説明してきました。

ここまで読み進めてくださった方の中には、「たしかに言っていることはわかるけれど、毎日忙しいし、こんなことできないよ……」と感じた人もいるかもしれません。

心配しないでください。

そして勘違いしないでください。

脳のコンディションを整えるということは、ノウハウではなく、姿勢です。

テクニックではなく、考え方です。

お話ししてきたように、人それぞれ、相性のよい方法は違います。

また、年齢や体調によって、同じ人でもきっと合うものと合わないものが出てくるでしょう。

そして、今後医学が発展し、もっと新しい方法も出てくるでしょう。

大切なのは、それらに踊らされることではなく、「脳のコンディションを整える」という姿勢をもち、取捨選択し、自分に合った方法を見つけることです。

高次脳機能障害の患者の実情と今後の課題

最後に、私自身が「患者」であることを経験して、どうしても伝えたいことがあります。

この本で述べてきたような高次脳機能障害に関わる理解というのは、未《いま》だ医療従事者であれ研究者であれ、あまり進んでいないということ。

これは、「症状が多岐にわたり、また伝わりにくいこと」「患者が医療システムからの孤立を恐れて声を上げないこと」「致死的なものではないこと」「治療薬がある症状以外はなす術《すべ》がないこと」「はっきりとした担当診療科がないこと」……などがあるでしょう。また原因は国によっても医療制度によっても異なります。

私も、もちろんある程度は理解をしていましたが、自分が実際にこのような症状になったときに、脳腫瘍やそれに伴う手術・放射線治療よりも、**術後の後遺症の方がつらかったというのが正直な感想です。**

わかってくれる人がいない、いままでできたことができないということは、大きな孤独を招き、正直毎日がギリギリの状態でした。

たとえば、思考速度が落ちること、感情のコントロールが難しいことも、脳梗塞をはじめとしたさまざまな脳疾患患者が訴えている症状です。**不自由であるにもかかわらず、この症状には現状病名もついていません。**また、思考速度の低下や感情の浮き沈みは数値化が難しく、症状の深刻さが医療従事者に伝わりにくいです。

そのため、医師としては、「術後経過は順調です」「ＭＲＩでは異常は見つかりませんでした」「神経質になりすぎです」などという言葉が、どうしても出てきてしまいます。

これは、当事者の訴えをはねのける形になってしまうのです。

医療従事者に文句を言うつもりはありません。

後遺症の管理は、現状の医療制度において、インセンティブが上手《うま》く設計されておらず、医療従事者も特に労力を割く理由がなく、**彼らの「善意」に依存する仕組みになってしまっていることが問題**だと思っています。

脳外科医としては、画像上に異常がない限りは彼らの範疇《はんちゅう》ではありません。

リハビリ医としても、検査結果に異常がない限りは彼らの範疇ではありません。

脳神経内科医としても、腫瘍などが原因だとわかっているので、彼らの範疇ではありません。

となると、結局**「患者以外誰も我が事だと思ってくれない」**という状態になります。

また、治療法もなく副作用が多いので、話を聞いたところで医師として言えることは「少し様子を見ましょう」以外にありません。加えて、医師としても患者の話を聞くことは、猛烈に忙しい日常において優先順位が高くないのです。

ただ一方で、当事者にとって後遺症というのはトンデモない孤独をもたらします。

私自身、集中力の低下、うっかりミスの連続、気分の浮き沈みなど、医師にはある程度相談しました。

しかし、検査結果が正常である以上、「画像からは特に原因は見当たらないし、転移ではないので心配いりません」と言われ、それ以上の話は期待できませんでした。

どうしても、「敏感になっているのでしょう」「もともとミスが多かったのではないですか」「疲れているのでしょう」などといった言葉で片づけられてしまうことが多く、また、それを医療従事者に言われつづけると、自分でもそんな気がしてきてどんどん自信を失っていきました。

私の場合は、私からコールドアウトリーチをして診《み》てもらった手術後の後遺症の専門医に、**「こういった後遺症は経過の一部。多くの人がしばらくするとよくなっていく」**と言ってもらえました。この、「誰かが私の話を聞いてくれたという安心感」で、涙したのを覚えています。

しかし、このような幸運は、すべての患者にあるわけではありません。

この本を書くことを通して、日本、アメリカ、ヨーロッパのさまざまな脳外科医、リハビリ担当医、脳神経内科医、精神科医、産業医、患者、研究者と、この問題を議論しました。

話してわかったことは、この分野において課題はあるが解決策はまだなく、そして、解を導くインセンティブが患者本人以外にないので、今後も解決には時間がかかるであろう、ということでした。

だからこそ、この本を通して脳に興味をもつ人が少しでも増えてほしい。

そして、この解がない問いに、いろいろな角度から取り組み、患者が孤立しない仕組みを作っていってほしいと願ってやみません。

最後に、脳のコンディションを改善する方法について、参考までに私が試したアクション「2週間で脳のコンディションを改善する！」を付録にしました。

ぜひこれらを参考にしながら、あなたに合う方法を探して、脳のコンディションを整える習慣を実践してください。

謝辞

本書の執筆にあたり、多くの方々のご支援とご助言をいただきました。

調査にご協力いただいたチューリッヒ大学、スタンフォード大学、東京大学をはじめとした研究医療機関の関係者の方々、私の長年の友人でありアメリカで脳の臨床に携わる島田舞さん、その他、本書の執筆にあたりご協力いただいたみなさまにも、深く感謝いたします。

この本を
お読みくださった方へ
プレゼント

２週間で脳のコンディションを改善する！ Part 3

ストレスに強い脳を作る！

のPDFをダウンロードできます。

下記よりアクセスしてご利用ください。

▼

https://www.sunmark.co.jp/book_files/pdf/4196-5nouniiikoto.pdf

参考文献

Calderón-Garcidueñas, Lilian, et al. “Air Pollution, Cognitive Deficits and Brain Abnormalities: A Pilot Study with Children and Dogs.” *Brain and Cognition*, vol. 68, no. 2, 2008, pp. 117-27

Evans, Gary, et al. “Chronic Noise Exposure and Physiological Response: A Prospective Study of Children Living Under Environmental Stress.” *Psychological Science*, vol. 9, no. 1, 1998, pp. 75-7

Tyrväinen, Liisa, et al. “The Influence of Urban Green Environments on Stress Relief Measures: A Field Experiment.” *Journal of Environmental Psychology*, vol. 38, 2014, pp. 1-9

Kim, Tae-Hoon, et al. “Human Brain Activation in Response to Visual Stimulation with Rural and Urban Scenery Pictures: A Functional Magnetic Resonance Imaging Study.” *The Science of the Total Environment*, vol. 408, no. 12, 2010, pp. 2600-7

Stahn, Alexander C., et al. “Brain Changes in Response to Long Antarctic Expeditions.” *The New England Journal of Medicine*, vol. 381, 2019, no. 23, pp. 2273-5

Brilliant, Denilson, et al. "Loneliness Inside of the Brain: Evidence from a Large Dataset of Resting-State fMRI in Young Adult." *Scientific reports*, vol. 12, no. 1, 2022, p. 7856

The Legatum Prosperity Index, 2021, Legatum Institute

Birditt, Kira S. and Antonucci, Toni C. "Relationship Quality Profiles and Well-Being Among Married Adults." *Journal of Family Psychology*, vol. 21, no. 4, 2007, pp. 595-604

『人生後半の戦略書』
アーサー・C・ブルックス著、木村千里翻訳（SBクリエイティブ）

『歩く』
ヘンリー・ソロー著、山口晃翻訳（ポプラ社）

『走ることについて語るときに僕の語ること』
村上春樹著（文藝春秋）

『高慢と偏見』
ジェイン・オースティン著、大島一彦翻訳（中央公論新社）

『賭博黙示録　カイジ』
福本伸行著（講談社）

［著者プロフィール］

平井麻依子（ひらい・まいこ）

東京・新宿区出身。スイス在住の医師。

群馬大学医学部卒業、及び、ロンドン大学衛生熱帯医学大学院修了。

修了後、世界保健機関（WHO）に就職。その後、外資系コンサルティングファームで、日本、マレーシア、UAE、イギリス、スイスのオフィスにて勤務。医薬品医療機器分野のイノベーション戦略を担当。本当に患者のためになる新しいイノベーションの原石を探し、その可能性を最大化することにパッションを感じる。

患者中心の医療に関する出版物・講演多数。

2023年、イギリス出張中に視野に異常をきたし緊急入院。その後、脳腫瘍と診断される。スイス・アメリカにて闘病生活を送る。1年で職場に復帰し、現在、自身の体験をもとに、ヨーロッパ最大の脳腫瘍に関わる非営利機関で活動をしている。趣味は、スイスの湖での水泳と山でのハイキング。

「脳にいいこと」
すべて試して
1冊にまとめてみた

2025年1月20日　初版印刷
2025年1月30日　初版発行

著　　者　平井麻依子
発 行 人　黒川精一
発 行 所　株式会社サンマーク出版
〒169-0074 東京都新宿区北新宿2-21-1
☎03-5348-7800（代表）
印　　刷　中央精版印刷株式会社
製　　本　株式会社若林製本工場

ISBN978-4-7631-4196-5　C0030
ホームページ　https://www.sunmark.co.jp

サンマーク出版の話題書

科学的に幸せになれる 脳磨き

人生の豊かさを決める島皮質の鍛え方

岩崎一郎【著】

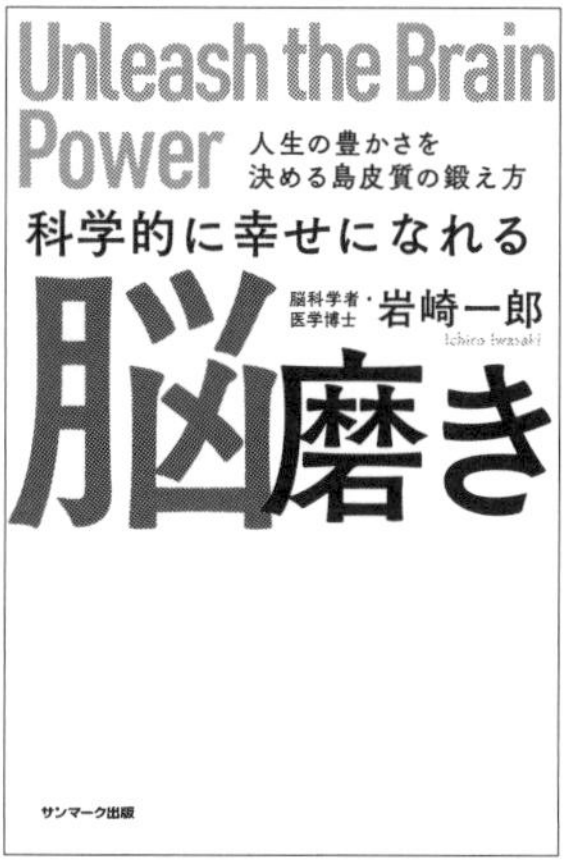

四六判並製　定価＝本体 1600 円＋税

世界最先端の医学脳科学を
研究してきた科学者が見つけた「幸福学」。

◎徹底的に科学的根拠を検証して生まれた「脳磨き」
◎幸福感が上がる目標設定法と下がる目標設定法
◎立て続けに起こる「良いこと」「悪いこと」は脳機能で説明できる
◎ホモ・サピエンスが生き延びたのは島皮質を鍛えたから
◎発明王エジソンに学ぶ「現在進行形の中で成長に目を向ける」秘訣
◎人に何かしてあげたときの幸福感は長続きする
◎テストの点数を大幅にアップさせるマインドフルネス
◎あなたは、Awe体験しやすい人？　Awe体験しにくい人？
◎「脳磨き」で未来を予想できる

電子版はKindle、楽天〈kobo〉、またはiPhoneアプリ（Apple Books等）で購読できます。